La face cachée des médicaments

Nicole Delépine

La face cachée des médicaments

Préface de Jean-Christophe Lagarde

Michalon Éditeur

DU MÊME AUTEUR

Ma liberté de soigner : pour la médecine, contre la pensée unique, Michalon, 2006.

Neuf petits lits au fond du couloir : ou le combat d'un médecin hospitalier, Michalon, 2000.

9, rue de l'École-Polytechnique - 75005 Paris
ISBN : 978-2-84186-569-7

Préface

Pourquoi moi ? C'est la question que je me suis posé immédiatement lorsque le Dr Delépine m'a sollicité pour réaliser une préface de son ouvrage. À titre personnel, je n'ai aucune compétence médicale. Comme parlementaire, je ne me suis pas spécialisé dans ce domaine, qui est par ailleurs pratiquement réservé aux élus issus des professions de la santé. Quelle pertinence pouvais-je donc avoir à ses yeux, d'autant que nos convictions politiques sont très éloignées et que je suis incapable de témoigner de la véracité de tout ce qu'elle avance. Mais en parcourant ses écrits, j'ai peu à peu compris ce qui lui avait donné l'idée de faire appel à un député de la Nation qui n'a pas vraiment de rapport avec son propre monde, qu'elle connaît depuis si longtemps.

J'ai rencontré le Dr Delépine presque par hasard, un peu comme souvent dans la vie d'un élu. Elle était chef de service à l'hôpital Avicenne de Bobigny, établissement délaissé et méprisé par l'assistance publique des Hôpitaux de Paris depuis des décennies, où les équipes médicales font quotidiennement preuve d'héroïsme – au sens littéral du terme – pour soigner des populations parmi les plus défavorisées d'Île-de-France dans des conditions glauques.

L'APHP[1] détruisait son service d'oncologie pédiatrique à petit feu. Je ne comprenais pas pourquoi, dans un département comme le mien où la prévalence du cancer est très nettement supérieure à la moyenne nationale. Petit à petit, je découvris ce qui lui valait une réelle hostilité, se traduisant par des enquêtes permanentes de l'IGAS[2], les mutations incessantes de son personnel soignant ou aide-soignant, la remise en cause constante du nombre de lits dans son service ou encore la dissimulation même de son service afin d'éviter que des patients ne demandent à y être soignés.

Le Dr Delépine avait commis deux crimes impardonnables. Le premier est de ne pas mettre les formes, de trop peu respecter les grands pontes médicaux, voire les responsables de son administration, dans un monde où la forme et la hiérarchie comptent au moins autant que les résultats obtenus. Le second, et manifestement le plus grave, est d'avoir voulu contre vents et marées préserver un service où les enfants atteints d'un cancer pouvaient recevoir des soins individualisés en fonction de leur affection et de leur état de santé et non pas des traitements « randomisés ».

Qu'est-ce qu'un traitement randomisé ? Un traitement standard établi une fois pour toutes et qui est censé s'appliquer au cancer d'un enfant ou d'une personne, celui-ci étant le même partout, un pour chaque type de cancer, permettant ainsi qu'on évalue son efficacité sur des grandes quantités de patients à des fins statistiques. Ces statistiques sont censées permettre à la connaissance de progresser et au cancer en général de reculer. C'est une politique très officielle décidée

1. Assistance Publique – Hôpitaux de Paris.
2. Inspection générale des affaires sociales.

par tous les pouvoirs politiques qui se sont succédé dans notre pays.

Mais celle-ci, en dehors des débats scientifiques qui mériteraient que des gens plus compétents que moi ne s'y arrêtent, présente trois inconvénients majeurs à mes yeux. D'une part, ces traitements « randomisés » sont si généralisés que les patients déjà traumatisés par l'annonce d'une maladie qui les condamne vraisemblablement, font l'objet de soins qui sont aussi des tests thérapeutiques sans en avoir conscience, sans même savoir qu'il pourrait exister des alternatives médicales sérieuses qui pourraient peut-être augmenter leurs chances de vaincre la maladie. Où est alors le libre choix du patient éclairé, pourtant inscrit dans la loi ?

D'autre part, c'est vers ces essais généralisés que s'oriente l'essentiel de l'argent public, censé rembourser les soins aux malades, mais qui financent également très largement les laboratoires *via* les molécules qu'ils mettent à disposition des médecins. Or, depuis des décennies que nous versons des dizaines de millions d'euros par ce biais, quelle évaluation sérieuse, publique et contradictoire a été réalisée ? Quels progrès dans les soins ont été réalisés ? Serait-il à ce point probant et incontestable que les pouvoirs publics s'interdisent de conduire d'autres recherches thérapeutiques par d'autres méthodes ?

Enfin, s'agissant du service hospitalier qu'elle dirige encore pour quelque temps – avant sa retraite –, de quel droit l'administration sanitaire peut-elle s'acharner à le faire disparaître alors qu'il offre à quelques malades la possibilité d'être soignés différemment, sans entrer dans ces « essais thérapeutiques » mais dans le respect de ce que la médecine offre comme connaissance, et du serment d'Hippocrate ? Si votre enfant était malade, accepteriez-vous de ne plus avoir le choix de la façon dont il doit être soigné, surtout si le traitement suivi ne donne pas les résultats escomptés ? C'est pourtant ce qui se passera si ce service devenu involontairement si particulier vient à disparaître. Alors, avec bien d'autres personnes, je me suis battu à ses côtés, et je continue aujourd'hui encore, pour que sa vision de l'oncologie ait le droit de vivre, au moins tant que personne ne fera la preuve que ses adversaires lui sont infiniment supérieurs. Et j'ai été très surpris, pour ne pas dire stupéfait.

Comme l'écrasante majorité des Français profanes, j'ai confiance dans notre système médical. Nous avons même tendance à le croire infaillible, certains que nous sommes que ceux qui ont la connaissance scientifique mettent tout en œuvre pour nous préserver contre la maladie. Cette mission est par nature altruiste, sans enjeu de pouvoir, dénuée de rivalités, pour ne pas dire d'intérêts. Les décisions qui sont prises sont donc toujours guidées par le bon sens, et si des erreurs peuvent être commises, c'est par défaut de connaissance ou parce que la médecine n'est pas une science exacte.

Du moins je le croyais. Et lorsque j'ai commencé à interpeller les administrations pour obtenir la survie de cette alternative thérapeutique, j'ai vite découvert que bien d'autres forces, bien d'autres intérêts de puissance, de notabilité ou d'argent étaient en jeu, face auxquels je ne suis pas sûr que la santé publique fasse toujours le poids. Loin de moi l'idée de dire que tout est pourri et que seuls les ambitions, l'attrait financier ou celui du pouvoir guident tous les choix. Mais ils n'y sont pas étrangers du tout.

Alors que les officiels m'expliquaient que les méthodes du Dr Delépine étaient dangereuses – raison pour laquelle l'IGAS multipliait les contrôles qui ne donnaient jamais rien – je rencontrais des jeunes adultes qui, encore adolescents, avaient été déclarés condamnés à brève échéance par les médecins qui leur avaient fait suivre des traitements « randomisés », ils étaient encore là en chair et en os, bien vivants et heureux de l'être 10 ans plus tard, reconnaissants au Dr Delépine et à ses équipes de les avoir pris en charge et tirés d'affaire.

Alors que je posais une question au Gouvernement sur la survie de ce service « individualisé », je fus approché quelques jours plus tard par trois collègues parlementaires, un de gauche, un centriste et un de droite, tous médecins dans le civil, qui m'expliquaient que pour mon bien je ferais bien de ne pas prendre le parti de « cette consœur » car ils en avaient entendu parler et elle avait « des pratiques dangereuses et nuisibles à ses patients ». Et en plus elle n'était « pas correcte politiquement ». Aucun d'entre eux n'avait la moindre compétence dans le domaine du cancer, mais ils en avaient « entendu parler », comprenez par là que suite à ma question, des oncologues aguerris les avaient « confraternellement » informés qu'un de leur collègue parlementaire se fourvoyait et qu'il valait mieux qu'il cesse de poser des questions gênantes.

Toujours dans le doute, qui est le lot commun à mes yeux d'un élu de la République – et devrait être celui des scientifiques –, je rencontrai à plusieurs reprises, en délégation et en tête à tête, un conseiller du ministre de la Santé de l'époque. Face aux délégations, ce professeur émérite et conseiller du responsable politique relayait loyalement la parole de l'État, du système, de l'APHP. Bref, sans jamais dénoncer les pratiques du service, il nous expliquait pourquoi le service connaissait des difficultés. Mais en privé, ce médecin, pédiatre de surcroît, a eu l'humanité dont je lui suis reconnaissant de m'avouer qu'il ne voyait rien à redire aux pratiques du service du Dr Delépine, qu'il pensait même qu'on pourrait tirer avantage de certains aspects, mais qu'il était impossible de le dire car ce serait aller à l'encontre de 25 ans de politique de santé publique en matière d'oncologie.

Quelques mois plus tard, le service fut provisoirement sauvé par son déplacement de Bobigny vers l'hôpital de Garches, résultat obtenu, je dois le dire à ma grande honte de parlementaire, plus par les vertus d'une émission de télévision que par mes incessantes démarches pour faire entendre raison à l'administration sanitaire. Quelques années plus tard, ce service est à nouveau menacé car la chef de service va partir légitimement en retraite et on refuse de la remplacer alors même qu'un médecin est volontaire pour prendre la suite. De la stratégie de l'étouffement, nous en sommes aujourd'hui à celle de l'extinction.

Pourtant, si les Français savaient, aucun ministre de la Santé ne laisserait des enfants être privés d'une alternative thérapeutique – d'ailleurs pratiquée dans d'autres pays comme les USA – face à une maladie mortelle ! Je ne sais toujours pas si votre méthode de soins est la meilleure. Peut-être n'en êtes-vous pas certaine vous-même et ce serait tout à votre honneur. Mais je suis sûr que puisqu'elle n'a rien de nuisible, puisque certains de vos confrères s'y intéressent, puisque des enfants ont survécu alors qu'on leur annonçait la mort, je suis sûr qu'on doit laisser la liberté de choix aux patients comme aux médecins. La médecine n'est pas une certitude. Le doute et le risque font partie du quotidien de ceux qui ont fait vocation de nous soigner. Alors le libre choix doit être préservé, protégé, sanctifié.

Chère docteur, je comprends que c'est pour cela que, malgré tout ce qui nous sépare, vous avez fait appel à moi. Pas seulement pour ce combat commun que je viens de retracer en quelques lignes, mais parce qu'il m'a fait comprendre que les politiques de santé publique doivent être arrachées aux alcôves des « spécialistes », des « sachants », de ceux sur qui nous nous reposons de façon aveugle. Ces débats doivent devenir entièrement publics, nous permettre de comprendre et d'exercer notre influence de citoyens face à toutes les autres auxquelles ces politiques sont soumises.

Qui ne se souvient pas de Pasteur ? Aujourd'hui adulé, glorifié, rendu immortel pour ses découvertes, il était moqué, dénigré, poursuivi par les « sachants » de son époque. Et pourtant, nous savons tous, les médecins d'aujourd'hui savent encore mieux que nous, ce que nous devons à celui qui avait raison contre tous alors qu'il n'était même pas médecin. Je ne compare pas les situations, j'ai compris qu'en matière médicale nous devons apprendre à nous méfier des systèmes trop bien établis prétendus indiscutables.

Nous l'avons tous vu avec le Distilbène ou plus récemment le Mediator. Toutes les alertes existaient mais rien ne parvenait à percer la muraille du silence, la torpeur du sérail. Et pendant ce temps, la liste des victimes s'allongeait. Je l'ai vu à nouveau lorsque j'ai posé il y a deux ans une question au Gouvernement sur la nécessité d'interdire en France, comme venait de le faire le Canada, l'utilisation du bisphénol A dans la fabrication des récipients plastiques destinés au conditionnement des aliments, notamment les biberons. En effet, des études semblaient montrer que des effets secondaires importants se manifestaient lorsque ces récipients étaient utilisés pour réchauffer les aliments. Le bisphénol A se retrouvait dans les aliments consommés et dans l'organisme humain avec, entre autres, des risques accrus de stérilité. La ministre de l'époque m'a répondu que les autorités sanitaires avaient étudié la question et qu'il n'y avait pas de danger. Quelques mois plus tard, un de mes collègues fut sollicité par la même ministre pour poser la même question et là, miracle, elle annonça la décision de ne plus autoriser le bisphénol A pour les biberons. Restent tous les autres récipients utilisés par les adultes…

Je l'ai enfin encore plus éprouvé lorsque j'ai voulu qu'une commission d'enquête parlementaire soit créée sur la campagne de vaccination de la grippe H1N1. Acceptée par mon groupe parlementaire (Nouveau Centre), mon initiative fut immédiatement décriée par la droite comme par la gauche. C'était encore plus vrai parmi mes collègues, car ma présence semblait incongrue puisque je n'étais pas du sérail médical, ni même de la commission habituellement chargée de ces questions. Devenu président de cette commission d'enquête, j'entendais partout que cela ne servirait à rien puisqu'on avait fait au mieux. Ce furent même les premières déclarations des principaux responsables, au premier rang desquels le directeur général de la Santé. 4 mois et 70 auditions plus tard, le même reconnaissait que si c'était à refaire on procéderait autrement et que l'État était en train de retravailler son plan de protection contre une pandémie grippale. La ministre concluait en affirmant que « la première victime de la grippe, c'était le plan ». Et pourtant, dans cette histoire, pas de complot qui ait conduit à l'échec, même si la presse et l'opinion l'ont vite tenu pour acquis suite à des manchettes sensationnelles. Mais simplement une trop grande confiance dans nos « garde-fous sanitaires » qui, incarnés par des gens compétents, doivent être soumis au débat pour remplir pleinement leur rôle.

Ironie de l'histoire, l'Organisation mondiale de la santé, d'où est partie l'alerte mondiale qui a poussé les États à des décisions excessives, a toujours refusé d'être entendue par notre représentation nationale au prétexte qu'elle mène un audit interne… Alors que nos États financent 50 % de ses frais de fonctionnement. Cette opacité scandaleuse du « Gendarme de la santé mondiale » ne va pas s'arranger quand on sait que 75 % de ces frais seront bientôt supportés par les laboratoires pharmaceutiques.

Publiques, il faut que ces choses deviennent publiques pour que nous cessions de nous réfugier aveuglément derrière des autorités sanitaires forcément faillibles. Publiques sans céder à la démagogie, sans croire que tout n'est que complot ou intérêts financiers – mais sans les minorer –, sans que les emballements médiatiques dont nous sommes si familiers nous poussent à condamner avant de savoir ou à nous surprotéger inutilement. Publiques, car ce sont des décisions qui nous concernent tous, et concernent notre santé, les moyens financiers que nous y consacrons, la confiance que nous voulons conserver envers ces dizaines de milliers de praticiens admirables dont nous avons grand besoin.

Les Français ne sont pas idiots, même s'ils sont capables de bien des excès. Mais leur cacher les choses est bien pire car cela facilite les erreurs de jugement et les rend méfiants dans des institutions auxquelles ils faisaient une confiance sans limites. Alors oui docteur, je partage une conviction avec vous. Nous avons besoin d'inventer une démocratie sanitaire qui éclaire les décisions et permette aux citoyens de les comprendre et les partager. Ce n'est pas simple. C'est juste indispensable.

Jean-Christophe LAGARDE
Vice-président de l'Assemblée nationale
Maire de Drancy

À mon père, Pierre Guignard, l'un des fondateurs de la Sécurité sociale,
dont la ligne de conduite ne cesse d'être un exemple pour moi :
faire face, toujours.

À ma mère, Roberte Guignard, qui elle aussi lutta
pour la défense de notre Sécurité sociale et de ses valeurs de 1945.

Tous les deux m'ont enseigné qu'il ne fallait pas abuser des médicaments,
ne jamais abandonner, rester fidèle à ses convictions
et prendre le risque d'être un donneur d'alerte si nécessaire.

À mes enfants et petits-enfants, que j'aime plus que tout,
et qui m'apportent bonheur et énergie.

À mon frère, fidèle compagnon de route.

À mes patients, dont je partage le combat et admire la détermination,
la gentillesse, la fidélité, et qui nous donnent tant d'amour.

Prologue

Le Thalidomide, une des plus grandes tragédies médicales des temps modernes

J'étais toute petite lorsque les journaux étalèrent des photos de bébés sans jambes et/ou avec des bras qui se terminaient en moignons. Je me souviens du traumatisme qu'elles avaient créé. À l'époque, j'avais compris que le responsable du terrible drame était un médicament et qu'il avait provoqué ces épouvantables mutilations. Mais je n'avais pas imaginé qu'il s'agissait d'un médicament donné aux femmes enceintes pour un problème tout à fait mineur comme des nausées ou une insomnie.

Rappelez-vous, l'échographie n'est apparue qu'à la fin des années soixante-dix de façon courante. Imaginez le désespoir de ces femmes qui venaient de mettre au monde un enfant qu'elles attendaient avec amour depuis neuf mois, et qui donnaient naissance à un bébé monstrueux et handicapé à jamais. Comment peut-on après un tel drame encore croire que des médicaments même de confort n'aient pas de risques potentiels majeurs ? On aurait pu penser que la leçon serait profitable mais ce ne fut pas le cas. Le Thalidomide avait été mis sur le marché en Allemagne en 1958 comme antiépileptique. Les médecins remarquèrent que le médicament avait d'autres effets bénéfiques, il soulageait en particulier les nausées matinales des femmes enceintes. De 1957 à 1961, les médecins européens en prescrivirent donc pour traiter les nausées, les femmes enceintes de 48 pays en absorbèrent. Les fœtus exposés au Thalidomide entre 35 à 48 jours après les dernières règles de leurs mères, sont nés dans 20 % à 30 % des cas avec des malformations des membres et des organes que le médicament affecte presque tous, y compris le cœur, le foie ainsi que les appareils urinaire et gastro-intestinal.

Le Thalidomide, heureusement pour les Américains, n'avait pas été homologué aux États-Unis, non pas parce que les malformations infantiles avaient été anticipées mais parce que des lésions neurologiques chez certains patients en ayant avalé avaient été observées. 8 000 enfants (mais peut-être beaucoup plus, jusqu'à 20 000 d'après certains), furent handicapés, 17 seulement aux États-Unis. Les Américains ont eu beaucoup de chance car le fabricant avait offert 2,5 millions de comprimés aux médecins pendant les essais cliniques mais peut-être trop tard. Les premières conséquences du Thalidomide furent connues par la FDA[3] qui interdit rapidement son usage sur le sol américain ; celle-ci bénéficia d'une hausse importante de sa crédibilité.

3. Food and Drug Administration. Agence fédérale américaine des aliments et médicaments, qui a le pouvoir d'en autoriser la commercialisation. Créée par Roosevelt en 1906 avec de nombreuses modifications successives.

Les politiques se rendirent compte de l'intérêt d'une réglementation des médicaments et en 1962 le Congrès américain fit adopter les modifications de Kefauver-Harris[4] à la loi afin de resserrer la réglementation portant sur les médicaments. Ce fut à partir de 1962 que la FDA exigea que les laboratoires pharmaceutiques prouvent :

• L'innocuité de leurs médicaments ;

• L'efficacité dans le traitement de la maladie pour lequel ils sont conçus ;

• Qu'ils fassent état des effets indésirables des médicaments ;

• Qu'ils fournissent aux médecins toute l'information sur les avantages et les risques que comporte tout médicament.

L'information est actuellement connue sous le nom de notice d'accompagnement du médicament ou RCP (résumé des caractéristiques du produit).

Et un demi-siècle plus tard… Au XXIe siècle, le Thalidomide a été réintroduit sur le marché dans des indications limitées avec de nombreuses précautions d'emploi. Il n'empêche qu'il faut être très vigilant. La FDA l'a approuvé dans les lésions cutanées liées à la lèpre et dans le myélome multiple, maladie cancéreuse chez le sujet âgé. Il est utilisé comme anti-angiogenèse du pauvre et a des effets comparables aux drogues modernes anticancer (Avastin, etc.).

4. La législation de Kefauver (The U.S. Kefauver Harris Amendment) de 1962 exige de l'industrie pharmaceutique qu'elle prouve l'efficacité et l'innocuité des médicaments avant d'autoriser leur mise sur le marché (si seulement c'était vrai !).

En France, le Thalidomide Celgene a obtenu une autorisation de mise sur le marché (AMM) européenne en avril 2008 dans le traitement des patients âgés de plus de 65 ans présentant un myélome multiple non traité ou présentant une contre-indication à la chimiothérapie à haute dose. Compte tenu de l'histoire de ce médicament, et de ses nombreux effets indésirables, l'Afssaps[5] accompagne sa commercialisation, prévue le 19 octobre 2009, d'un plan de gestion des risques et de conditions particulières de prescription et de délivrance susceptibles d'encadrer de façon stricte l'usage de ce produit et de le suivre avec précision.

Outre les risques de malformations sur le fœtus à l'origine de son retrait en 1962, d'autres effets indésirables graves ont été observés : accidents thromboemboliques veineux, neuropathies périphériques parfois irréversibles, réactions cutanées graves, syncopes, bradycardies, vertiges… Bref, pas très encourageant…

5. Agence Française de Sécurité SAnitaire des Produits de Santé.

« À mesure que j'avançais dans mon périple à travers la jungle pharmaceutique, je me suis rendu compte qu'au regard de la réalité, mon histoire est aussi anodine qu'une carte postale de vacances. »[6]

John le Carré,
La Constance du jardinier

6. Traduit de l'anglais par Mimi Perrin.

Introduction

« La santé mentale est la capacité à jouer
le jeu de l'économie marchande »[7]

1er janvier 2011, le scandale du Mediator retentit ; brutalement, les journalistes en parlent sur toutes les radios, à tous les flashs de France Info, BFM, RTL et les autres. Des malades portent plainte contre Servier, le fabricant du Mediator qui aurait tué plusieurs milliers de patients et était commercialisé depuis 30 ans... Quelle surprise ! Le Dr Irène Frachon avait pourtant dénoncé sa responsabilité dans des lésions cardiaques mortelles il y a des années. Elle est aujourd'hui interviewée sur toutes les chaînes. Bien, bel effort, mais déjà le silence retombe.

Le président Sarkozy promet une réforme indispensable, combien de temps prendra-t-elle et qui sera suffisamment volontariste pour s'exposer à la vindicte de tous les lobbies qui s'ajoutent et se succèdent ? C'est la même réforme qui

7. FRANZEN (Jonathan), *Les Corrections*, traduit de l'anglais par Rémy Lambrechts, Paris, Éditions de l'Olivier, 2002.

avait été promise à l'occasion d'un scandale pas si vieux, l'affaire Bayer[8]...

Depuis longtemps, de nombreux médecins, journalistes et patients tentent d'alerter l'opinion. Combien de livres sont parus dans l'indifférence générale, ou presque, et le silence complice des médias ? Combien ont souffert du déni des grands laboratoires et du dédain du personnel médical ? Je citerai quelques ouvrages, presque au hasard tant ils sont nombreux à s'accumuler sur mes étagères, et que je repose dépitée après les avoir lus, en me disant « encore un »... Les titres sont pourtant explicites : Marc Menant, *La médecine nous tue* ; Christopher Lane, *Comment la psychiatrie et l'industrie pharmaceutique ont médicalisé nos émotions* ; Jörg Blech, *Les Inventeurs de maladies. Manœuvres et manipulations de l'industrie pharmaceutique*, etc.[9] Seul le roman de John le Carré *La Constance du jardinier*[10] est sorti de l'ombre et a même

8. En 2001, le laboratoire Bayer avait retiré brutalement deux anti-cholestérol après le décès de 52 patients. Le scandale avait été qualifié de bombe atomique lors du dépôt de plaintes en 2004, cf. chapitre IV.
9. SHAH (Sonia), LE CARRÉ (John), (préface de), *Cobayes humains. Le grand secret des essais pharmaceutiques*, traduit de l'anglais par Pierre Saint-Jean, Paris, Demopolis, 2007 ; ANGELL (Marcia), (ancienne rédactrice en chef du *New England Journal of Medicine*), *La Vérité sur les compagnies pharmaceutiques, comment elles nous trompent et comment les contrecarrer*, traduit de l'anglais par Philippe Even, Montebello, Le Mieux-être, 2005, épuisé ; ASCHIERI (André), *Silence on intoxique. Face aux lobbies, la longue bataille pour sauver notre santé*, Paris, La Découverte, 2005.
10. LE CARRÉ (John), *La Constance du jardinier*, Paris, Éditions du Seuil, 2001.

donné naissance à un film. Mais combien de spectateurs ont-ils compris que la réalité dépasse la fiction…

Je me dois de rappeler les efforts du journaliste Pierre Lacombe et ceux de notre équipe pour dénoncer dans les années 2000 le scandale des essais thérapeutiques, en particulier en pédiatrie, dans trois ouvrages[11], à peine quelques articles dans les journaux malgré les promesses antérieures à l'annonce des livres. Encore le silence, pourtant tout ce qui a été dénoncé était vrai, reste vrai et le sera encore longtemps, s'il n'y a pas de réaction forte des populations et dans un second temps, des pouvoirs publics.

Le médicament est devenu une marchandise qui obéit à l'économie de marché (viser toujours plus de consommation pour obtenir plus de profits), où le sort des patients n'a finalement que très peu d'importance.

Plus grave, le médicament est devenu un droit. Les patients s'empressent de bénéficier des progrès (supposés et affirmés haut et fort au 20 heures des grandes chaînes) bien avant que l'efficacité alléguée ne soit confirmée et suffisante, bien avant que les effets secondaires éventuels plus ou moins graves n'aient été découverts, publiés, que la balance bénéfices/risques ait vraiment permis de pencher en faveur de l'utilisation dudit médicament. La pression populaire instrumentalisée par le battage publicitaire devance l'étude des agences qui autorisent la commercialisation trop rapide et trop chère de ces prétendus médicaments miracles. Cette

---

11. DELÉPINE (Nicole), *Neuf petits lits au fond du couloir*, Paris, Michalon, 2000 ; *Ma liberté de soigner*, Paris, Michalon, 2006 ; LACOMBE (Pierre) et DUFOUR (Loïc), *Enfants cobayes, cancer de l'enfant. Enquête sur les dérives d'un système*, Paris, Michalon, 2002.

demande, fabriquée suivant le modèle de propagande[12] politique et commerciale, conduit à une accélération des processus et à la mise sur le marché quasi immédiate du médicament qui va nous sauver et quelquefois nous tue, ou au moins nous détériore… Le tour est joué.

Médecin hospitalier depuis une quarantaine d'années, je regrettais souvent dans les congrès internationaux que je fréquentais (à mes frais) que tel médicament, disponible depuis plusieurs années aux USA par exemple, ne le soit pas en France. Depuis la fin du XXe siècle, les choses ont radicalement changé et tel anticancéreux miracle nous arrive en quelques mois. En raison de la pression d'associations de patients « mis en condition », ces nouveaux médicaments bénéficient d'un circuit exceptionnel hors budget global. Ainsi, l'hôpital est totalement défrayé de ses dépenses pour ces médicaments dits « innovants » alors qu'il devra financer tous les vieux médicaments d'efficacité éprouvée et de toxicité connue. La course à l'innovation arrange tout le monde : les patients crédules croient bénéficier des meilleurs soins, les médecins pourront publier sur les nouvelles molécules et bénéficier de nombreux avantages (être considérés comme de bons scientifiques, se rendre à des congrès payés, etc.) et l'administration hospitalière voit passer ces drogues sans rien débourser. Le système est au point, bien huilé.

De fait, les progrès des traitements depuis plusieurs décennies stagnent. Alors que les méthodes d'imagerie médicale et les examens paracliniques ont transformé le dépistage et le

12. CHOMSKY (Noam) et HERMAN (Edward), *La Fabrication du consentement. De la propagande médiatique en démocratie*, Marseille, Agone, coll. « Contre-feux », 2009, réédition de 1988.

suivi des patients, peu de maladies incurables il y a plus d'un demi-siècle sont devenues guérissables[13]. Les progrès objectifs ne sont venus que de l'amélioration des méthodes de réanimation, de soins dits de support comme l'alimentation intraveineuse si nécessaire, la prévention et le traitement des infections secondaires aux chimiothérapies et autres traitements lourds, le nursing. Nous avons déjà démontré ailleurs[14] qu'en cancérologie pédiatrique par exemple, aucune percée notable n'a été réalisée depuis 1985 malgré la multiplication des essais cliniques de grande échelle et internationaux. L'augmentation de la survie de l'ordre de 10 % des enfants atteints de cancer est liée à l'amélioration des soins associés, plus qu'aux traitements de fond[15].

Pourtant dans le même temps, la consommation de médicaments a explosé, en particulier celle de drogues anticancéreuses mettant en danger les systèmes d'assurance sociale, notamment dans les pays comme la France, où la couverture est universelle. Ce déclin de l'inventivité dans l'industrie pharmaceutique est lié pour une bonne part à la grande illusion de la génétique : la découverte du génome allait permettre de tout soigner par le gène… Le système de la recherche et tous les fonds ont donc été orientés dans le même sens qui s'est avéré une impasse. Toutes les autres voies

---

13. Hormis le cas particulier du sida qui a bénéficié de conditions de recherche exceptionnelles grâce au lobbying des patients et certains cancers du jeune.
14. Delépine (Nicole), *Ma liberté de soigner*, *op. cit.*
15. Comme l'a démontré une grande étude européenne citée dans *Ma liberté de soigner* : « Childhood cancer survival trends in Europe: a eurocare working group study », *Journal of Clinical Oncology*, n° 23, 2005, pp. 3742-3756.

de recherche ont été bloquées, les financements verrouillés et pire, la liberté d'entreprendre et de réfléchir en dehors du cadre rigide – qui ne protège que les chercheurs dociles et réduit les autres au silence et à la pauvreté – est muselée.

L'industrie pharmaceutique s'est engouffrée dans ce créneau porteur et a développé à toute vitesse des monceaux de molécules qui n'ont pas modifié le taux de guérison des patients mais ont permis à leurs bénéfices de s'envoler. Le marché pharmaceutique mondial est en pleine mutation. La perte de brevets des médicaments traditionnels, en particulier de blockbusters[16], et leur remplacement par des génériques (qui entraîne en France une baisse des prix de seulement 40 à 50 %), la crise de la productivité de la recherche et la pression des États pour limiter le prix des médicaments « traditionnels », ont conduit l'industrie à se réorienter rapidement vers le marché de molécules innovantes nées des biotechnologies. Car les produits reconnus comme des « innovations » majeures bénéficient curieusement de prix inégalés. Ainsi, les approches scientifiques pour la mise au point de molécules nouvelles se sont orientées sur les protéines thérapeutiques, les anticorps monoclonaux visant une médecine personnalisée[17], et les vaccins. Un nouveau *business model* de l'industrie s'est mis en place pour remplacer les blockbusters qui devaient inonder la

16. Molécule dont le chiffre d'affaires dépasse le milliard de dollars annuel. L'origine du terme *blockbuster* remonte à la seconde guerre mondiale, il évoque les bombes de la Royal Air Force capables de détruire un quartier entier.
17. En développant la pharmacogénomique, étude des facteurs génétiques qui sont censés établir la façon dont une personne réagira à un médicament.

planète et être distribués par les généralistes en ville (ainsi que le furent les anti-inflammatoires comme le Vioxx). Des molécules dites innovantes, dont le coût de marketing est inférieur et l'AMM[18] plus facile à obtenir, seront prescrites par des spécialistes à l'hôpital. Ainsi apparaît la notion de blockbuster de niche. La multiplication rapide de ces molécules dites innovantes nées des biotechnologies modifie encore notre regard sur les médicaments. Les molécules chimiques que nous connaissions depuis 50 ans avaient leurs effets secondaires parfois sévères. Mais avec la biotechnologie, nous entrons dans une nouvelle ère qui nous apportera peut-être le meilleur – mais aucun résultat actuel ne le prouve – ou le pire, et la survenue de complications graves même rares, comme la destruction rapide du cerveau par plusieurs anticorps monoclonaux (cf. chapitre VIII), le laisse craindre. Plus que jamais, nous sommes des apprentis sorciers.

Voilà pourquoi je tente une nouvelle fois de sensibiliser les patients et le personnel soignant face aux dangers connus et inconnus de ces médicaments présentés comme magiques, aux risques majeurs de la surconsommation de médicaments même éprouvés, en raison des nombreuses interactions nocives. Je voudrais sensibiliser politiques et médias sur leur tolérance qui les rend parfois complices des lobbies dont ils connaissent tous l'influence. À leur décharge, cette mutation a été rapide, silencieuse et pleine d'espoir. Il n'était pas simple il y a 10 ans pour les médecins hospitaliers de s'y reconnaître et d'entrevoir les grandes lignes de la stratégie de l'industrie, et pour les politiques, plus éloignés de la médecine, encore

18. Autorisation de Mise sur le Marché.

moins. Mais l'orage passé, les mécanismes s'éclairent. Les responsables de la santé doivent prendre en main le nouvel ordre médicamenteux et ne pas accepter d'accorder précipitamment les AMM et à des prix exorbitants. Nous avons maintenant le recul nécessaire pour savoir qu'aucun miracle n'est à attendre de ces classes thérapeutiques nouvelles et qu'elles doivent donc être soumises au même sort que les autres médicaments.

Pour information, le budget des médicaments pour l'Europe en 2004 était de 70 milliards d'euros. En mars 2011, l'assurance-maladie a actualisé l'analyse menée en 2007, comparant la consommation et les dépenses de médicaments en Europe ; cette étude porte sur les huit principales classes de médicaments[19] dans sept pays européens (France, Allemagne, Italie, Pays-Bas, Espagne, Suisse, Royaume-Uni) sur la période 2006-2009. En France, ces huit classes représentent près de huit milliards d'euros remboursés en 2009, soit près de 38 % des dépenses totales de médicaments. Malgré une légère baisse sur la période 2006-2009, la France est un des pays qui consomment le plus de médicaments sur les 8 classes étudiées avec 114 euros par habitant/année. Les pays européens voisins enregistrent des dépenses moins élevées : 90 et 94 euros respectivement pour l'Italie et l'Espagne, 70 euros en Allemagne... La Sécurité sociale présente en 2011 un budget total d'environ 450 milliards d'euros, soit environ un quart du PIB de notre pays (environ 1 900 milliards d'euros en 2010), significativement plus que le budget de l'État français. Ce budget est en déséquilibre, les dépenses ne sont

19. Antidiabétiques oraux, antibiotiques, antiasthmatiques, hypocholestérolémiants, médicaments de l'hypertension artérielle, antidépresseurs, tranquillisants, inhibiteurs de la pompe à protons.

pas couvertes par les recettes (prévues à environ 430 milliards d'euros en 2011). Ainsi, le problème du juste prix et de la juste prescription en général, et des médicaments en particulier, nous concerne tous. Au-delà de la question de santé publique, l'affaire est d'ordre politique et concerne tous les citoyens. Attention à notre santé et à notre budget national.

Chapitre I

Le Distilbène, « génocide par mère interposée »

> « Je souhaite que le scandale du Distilbène soit un des éléments pour une réflexion d'ensemble sur ce que nous absorbons, mentalement et physiquement. La prudence n'a pas tant à voir avec le "principe de précaution" qu'avec l'étymologie du mot : sagesse, mesure, recul. »[20]

L'histoire des médicaments tueurs ne date pas d'hier. Pas de médicament quel qu'il soit, sans danger. Aucun traitement anodin. Même notre vertueuse aspirine a bien failli disparaître des pharmacies malgré ses innombrables effets bénéfiques en raison de risques hémorragiques réels. Elle ne doit sa survie qu'à son extraordinaire efficacité dans de nombreuses situations, à commencer par notre vieux mal de tête ou lumbago, mais elle n'aurait jamais passé le stade

20. Mahé (Véronique), Darrieussecq (Marie), (préface de), *Distilbène : des mots sur un scandale*, Paris, Albin Michel, 2010.

des essais thérapeutiques si elle était née plus tard. J'explique à mes patients ou à leurs parents que la médecine est un exercice permanent de pesée. Il faut évaluer l'intérêt d'un médicament ou d'un examen complémentaire (scanner, IRM, angiographie) et les risques inhérents. En fonction de cette balance « bénéfices/risques » nous prenons ensemble, malades et médecins, des décisions. Mais il faut être informé. Le drame dans les histoires qui vont suivre réside essentiellement dans l'ignorance du prescripteur (parfois), du patient (presque toujours), et dans la dangerosité réelle du médicament souvent présenté comme très efficace et sans risques. Les effets positifs sont surestimés pour vendre le produit et les effets nocifs très sous-estimés.

Qui se souvient du drame provoqué par le Distilbène, à part les familles concernées ou la population (épisodiquement), quand tous les trois ou quatre ans arrive une plainte sur le devant de la scène ? Pourtant, des millions de personnes à travers le monde, au moins 200 000 femmes en France, ont pris consciencieusement ces petites pilules qui, plus de 50 ans après le début de la commercialisation en 1948, continuent à faire des ravages sur la troisième génération. Des procès ont lieu, des livres paraissent, et en 2011 le scandale du Mediator explose après celui du Thalidomide, de l'Isoméride, du Vioxx et des autres. Pouvoirs publics, médias, tous s'étonnent, et affirment qu'il faut changer le circuit du médicament, revoir le système, etc., mais rien ne change et les années passent. Une commission de plus enterrera le nouveau scandale laissant sur le pavé quelques milliers de victimes de la science, ou plutôt du profit.

L'incroyable saga du Distilbène

Au début du XXe siècle, une grande découverte voit le jour : les ovaires et les testicules contiennent des « substances » qui ont des effets sur la santé. « On vendait alors le Viagra sous forme d'extraits de testicule de singe ! » rappelle Jacques Dufresne[21]. En 1922, l'hormone féminine qui permet la croissance du fœtus est isolée et nommée *œstrogène*. En 1938, un universitaire anglais, Charles Dodds, parvient à isoler un œstrogène de synthèse, le DES (diethylstilboestrol), le premier utilisable par voie orale, beaucoup plus puissant que l'hormone naturelle. Dodds veut-il rendre service aux femmes qui désirent avoir des enfants, en particulier celles qui font des fausses couches à répétition ? Ou veut-il trouver plus vite que la médecine nazie, qui cherche à stériliser certains groupes en travaillant sur une hormone de synthèse proche ? Veut-il obtenir le prix Nobel pour cette immense avancée ? Est-il conscient d'emblée des risques carcinogènes ? En tout cas, les hommes de son laboratoire ont les seins qui poussent... Dodds publie sa formule en 1938, dans *Nature*. Il ne dépose pas de brevet, comme c'est la coutume dans son université philanthrope. Après une campagne active de lobbying, (les pots-de-vin étaient déjà à la mode en 1947), un laboratoire américain commercialise le DES, décrit comme un médicament prévenant les fausses couches et les accouchements prématurés. Contagion rapide, appât du gain, le monde entier se précipite sur ce médicament sans brevet auquel on attribue d'autres pouvoirs : traitement des troubles de la ménopause, moyen contraceptif. La FDA (agence qui

21. http://agora.qc.ca/Documents/Pollution

autorise le marché des médicaments aux USA) lui ouvre un boulevard.

Une invraisemblable campagne de promotion a aidé le médicament à se répandre à travers l'Amérique du Nord, l'Europe, l'Amérique latine, le Moyen-Orient et l'Asie. Par exemple, une publicité de 1957[22] recommandait le médicament « pour la prophylaxie de routine dans TOUTES les grossesses... »[23]. Pourtant, dès 1953, une étude clinique démontre que le DES ne diminue pas le nombre d'avortements. Au début des années cinquante, les chercheurs tirent la sonnette d'alarme[24] : les animaux de laboratoire, injectés avec le DES, développent des cancers utérins et ovariens. Ce médicament inutile et dangereux n'est pas retiré du marché, il est même prescrit allégrement d'un pays à l'autre. Des millions d'individus à travers le monde en absorbent, malgré ses effets cardiaques délétères dépistés dès les années cinquante. En 1959, un décret interdit le DES aux USA dans la nourriture pour animaux à cause de son effet cancérigène. Qu'à cela ne tienne, l'être humain est plus résistant.

Peu importe, les bénéfices financiers sont à la hauteur des espérances même si les femmes continuent ni plus ni moins à avorter (voire plus, d'après certaines études. Mais qui consulte les banques de données des publications ?). Le DES sera prescrit aux États-Unis jusqu'en 1971. À cette date mémorable,

---

22. Parue dans l'*American Journal of Obstetrics and Gynecology*, pour le compte de la société Grant Chemical.
23. Chetley (Andrew), *Médicaments à problèmes*, Paris, ReMed, (REseau MEDicaments et développement), 2000, pp. 276-287.
24. Dieckmann W. J. & Coll., "Does administration of diethylstilbestrol during pregnancy have therapeutic value?", *American Journal of Obstetrics and Gynecology*, n° 66, pp. 1002-1008, 1953.

le Dr Arthur Herbst établit clairement une relation entre l'exposition *in utero* au DES chez les mères et la survenue chez leurs filles de cancers du vagin et du col de l'utérus dès l'adolescence. La malédiction s'abat sur la deuxième génération. Entre 1938 et 1971, au moins quatre millions de femmes aux USA ont été exposées. En 1977, il est interdit chez les femmes enceintes en France, au Canada, en Allemagne, en Autriche et aux Pays-Bas ; en 1978 en Australie, en 1981 en Italie et en 1983 en Hongrie…

Aux USA, la FDA interdit en 1971 son usage chez la femme enceinte, mais le DES reste disponible pour soigner le cancer avancé du sein – il aurait contribué à leur augmentation – et le cancer de la prostate, malgré les rapports prouvant le taux élevé d'accidents cardiaques souvent létaux, et un taux de survie inférieur par rapport aux malades ne recevant pas de DES. En 2011, il est toujours sur le marché et encore potentiellement prescrit par certains médecins ignorants ou incrédules.

Ainsi, bien que la première alerte sérieuse, diffusée largement dans la presse médicale, sur les dangers cancérigènes du Distilbène, date de 1953 et que les risques soient confirmés en 1971 chez les femmes et leurs enfants, l'arrêt de « l'indication chez la femme enceinte » ne date que de 1977. La commercialisation est poursuivie en modifiant la notice (le papier dans la boîte jamais lu) et c'est seulement en 1989 que le ministère de la Santé invite les gynécologues français à exercer un « suivi rigoureux » des patientes ayant reçu ce traitement. On croit rêver ou cauchemarder une fois de plus. Quid des campagnes de presse pour avertir le grand public de la nécessité de ne jamais prendre de médicament pendant la grossesse, et des risques cardiaques majeurs et connus que les hommes atteints du cancer de la prostate encourent sous DES ? Quid des poursuites des laboratoires par l'État, quid des licenciements des responsables des agences ayant autorisé ce médicament puis négligé une surveillance post-commercialisation ? Circulez, il n'y a rien à voir.

Le pire était à venir avec les générations suivantes nées de femmes ayant reçu ce traitement pendant leur grossesse. Les « filles DES »[25], environ 80 000 en France, ont créé leur association en 2003, 50 ans après la première mise en vente. Elles sont exposées à des malformations utérines ou du vagin, des grossesses extra-utérines, des fausses couches à répétition, et trop souvent à la stérilité. Une femme sur 1 000 parmi elles aura un cancer à cellules claires du vagin ou du col de l'utérus[26]. Les garçons DES, 80 000 également en France, moins touchés apparemment, ne sont pas exempts d'ennuis : testicules dans l'abdomen, hypospadias, kystes de l'épididyme. Leurs problèmes psychiatriques seraient majeurs et très sous-estimés. Quant aux souffrances psychologiques que les mères endurent, leurs rapports difficiles avec leurs filles et leurs fils, où se mêlent culpabilité, silence, négation, rage, angoisse pour l'avenir et les générations futures, elles sont difficiles à imaginer, le plus souvent tues et secrètes. Elles ne sont pourtant coupables que d'avoir voulu mener à bien leur grossesse et d'avoir écouté leur médecin. Mais la fin de l'histoire du DES n'est pas écrite, il semble que la troisième génération souffrirait de troubles psychiatriques fréquents ; sujet pour l'instant controversé et tabou. Il semble également que les conséquences puissent sauter une génération... Une fille de 15 ans a présenté un cancer de l'ovaire alors que sa mère n'avait pas rencontré de problèmes,

25. C'est ainsi qu'elles se nomment elles-mêmes.
26. Exceptionnel en dehors de cette circonstance.

mais sa grand-mère maternelle avait pris du DES[27]. Pour la morale de l'histoire, rajoutons que le chercheur à l'origine de la découverte se suicida en 1973 après avoir appris les effets nocifs majeurs du DES. Et celui qui donna l'autorisation de sa commercialisation par la FDA fit, d'après Deborah Cadbury, une « belle carrière à la tête de l'une des compagnies pharmaceutiques ayant tiré profit du remède miracle ». Enfin, comme dirait une bloggeuse, nous avons tous mangé du DES *via* les veaux aux hormones américaines.

La souffrance des victimes

La monstrueuse histoire du DES pourrait être résumée dans ces quelques lignes d'une bloggeuse :

Des nées sans vagin, sans utérus, ou encore avec tout en double, mais rien qui fonctionne, des qui attrapent un cancer, du vagin, du col, du sein, des qui n'auront jamais un enfant et d'autres qui n'auront jamais que des fausses couches... Désolée pour mon égoïsme, mes sœurs DES. Mes premières et plus profondes larmes furent pour moi, avec mon anorexie, ma maigreur chronique, mon tératome de naissance, mon col « de petite taille », mes années de stérilité, mes fausses couches à répétition... et pour ma fratrie, meurtrie dans sa chair et dans son esprit, 11 enfants abîmés. Mon frère alcoolique, anxieux, déprimé, qui se suicida pour échapper à tant de mal-être. Ma sœur avec ses grossesses extra-utérines, sa vessie et rein inverses et ses trois garçons autistes. Cette sœur-ci avec son anorexie, son endométriose qui lui a valu une hystérectomie à 45 ans et son deuxième fils qui est né avec un hypospadias... Son jumeau, mon frère bipolaire... Ou encore le benjamin, qui a atteint sa vitesse de croisière à

27. *Journal of Pediatric Hematology/Oncology*, n° 25, 2003, pp. 635-636.

l'alcool et au Prozac... Je ne rentrerai pas dans les détails, c'est de leur vie privée et de leur mal-être qu'il s'agit ; suffit-il de dire que mes frères et sœurs présentent un nombre tellement affolant de symptômes, désordres, anomalies et malformations, aussi bien sur le plan psychique que physique, suggérant une imprégnation par le DES, qu'il fallait savoir si oui ou non maman en avait eu. Pour en avoir le cœur net, j'ai eu, fin septembre 2006, une discussion téléphonique extrêmement éprouvante, aussi bien pour moi que, j'en suis sûre, pour ma mère. Maman reçut, à la fin de chacune de ses 10 grossesses, sa dose de génocide assuré – du Stilbestrol. Elle le recevait pour sécher son lait. Elle ne pouvait allaiter, d'après les médecins, à cause de la forme de ses tétons. Le lait maternisé faisait « rage » et l'on leur prédisait la fin de leur « joli décolleté » afin de rentabiliser à la fois le marché du lait en poudre et celui du Distilbène.[28]

Précisons que le Distilbène est toujours commercialisé en France à la date de février 2011 (3 fois 1 mg) dans le cancer de la prostate. Ses effets secondaires sont énumérés dans le *Vidal* : accidents thromboemboliques artériels (en particulier infarctus du myocarde, accident vasculaire cérébral). Phlébite, embolie pulmonaire, hypertension artérielle, coronaropathies, hyperlipidémies, diabète, prise de poids. Céphalées, migraines, vertiges, modification de la vision. Exacerbation d'une comitialité. Adénome hépatique, ictère, lithiase biliaire. Gynécomastie, atrophie testiculaire, impuissance. Cela ne suffit-il pas pour le retirer du marché ? Combien de victimes faut-il attendre ?

---

28. Voir le site de Tantine : http://tantinespicknmix.blogspot.com

La découverte de l'épidémie par les patients et les procès

Complot du silence : il fallut l'arrivée d'Internet, 50 ans plus tard, pour que les « filles DES » se retrouvent sur des forums, et découvrent des histoires qui leur ressemblent. Le doute s'insinue au fil des mois. Combien ont pris leur téléphone, tremblantes d'appeler leur mère pour leur demander si elle avait reçu le fameux poison. Il faut mettre au jour la douleur partagée de ces couples mère-fille déchirés par la culpabilité, l'impuissance, l'angoisse, la révolte, le désespoir…

Le parcours du combattant

Au début des années deux mille, il n'est pas de bon ton d'attaquer les laboratoires ni l'État. Dans le parcours de ces femmes meurtries, le cauchemar, encore. Elles entendront toutes sortes de calomnies au cours des procédures. La justice et les laboratoires commencent par nier leur drame, se moquent, réfutent, et elles souffrent plus encore.

Au cours de la décennie, les choses vont évoluer doucement grâce à ces courageuses combattantes de la vérité qui, comme les femmes violées, ont besoin de cette reconnaissance pour se reconstruire. En 2002, pour la première fois en France, un tribunal inculpe un laboratoire pharmaceutique pour préjudice subi : UCB Pharma est condamné par le tribunal de Nanterre à indemniser deux femmes atteintes de cancers, suite à la prise de DES par leurs mères durant leur grossesse. Verdict du tribunal : « La preuve du rôle causal du Distilbène dans l'apparition du cancer est ici rapportée par présomptions graves, précises et concordantes suffisantes ; UCB Pharma doit répondre d'une responsabilité sans faute à raison de la défectuosité de son médicament révélée par l'atteinte à la santé. »[29] Neuf ans de procédure, d'échecs et de victoires, pour aboutir en 2010 à une modification sensible du droit avec « renversement de la preuve ». Le laboratoire fait appel à deux reprises. En 2004, la cour de Versailles estime que « la société UCB Pharma a manqué à son obligation de vigilance et commis une série de fautes en ne surveillant pas les effets du produit litigieux malgré les avertissements contenus dans la littérature scientifique, notamment en 1939, 1962 et 1963 ». Ainsi, les juges sont passés d'une responsabilité sans fautes en 2002 à une responsabilité avec fautes en 2004 : deuxième victoire. Les deux plaignantes devaient recevoir chacune 15 244 euros de provision d'indemnités, ainsi que 5 000 euros pour les frais de procédure. Après 11 ans de procédure, les victimes dénoncent une « conspiration du silence » du corps médical au sujet du Distilbène. La motivation est calquée sur celle des arrêts sur l'amiante du 28 février 2002, et applicable à tous les dommages sériels causés par tout produit dont la toxicité se révèle dans le temps. Le simple fait qu'un produit en vente présente un danger potentiel constitue en soi la « négligence » des articles 1382 et 1383 du Code civil. Ce raisonnement guette les fabricants de tout produit « chimique » de grande consommation (détergents, insecticides, produits cosmétiques, produits chlorés...) lorsque leurs effets à long terme auront été mis en évidence dans le déclenchement de certaines pathologies.

Mais tous les jugements des procès DES ne se dérouleront pas de la même façon. Certains juges réclament les ordonnances et la preuve que ce médicament est bien responsable de leurs drames : « Vous devez apporter la

29. TGI Nanterre, 1re Ch. B, 24 mai 2002 ; *Dalloz*, 2002, I.R. 1885.

preuve que votre mère a pris ce médicament. »[30] Mais combien d'entre nous disposent des ordonnances de leurs parents datant de 20 ou 40 ans ? Les dossiers hospitaliers doivent être conservés au maximum 30 ans pour les adultes. La justice a néanmoins reconnu que les plaignantes avaient des malformations dues au DES. Les laboratoires concernés (UCB Pharma et Novartis) font référence à ces arrêts exigeant les ordonnances d'origine dans TOUS les dossiers en cours afin d'enterrer une grande partie des poursuites.

Finalement, dans un arrêt du 24 septembre 2009 (pourvoi nº 08-16.305), la première chambre de la Cour de cassation assigne la société UCB Pharma et la société Novartis Santé familiale. « L'arrêt retient que ceux-ci ont tous deux mis sur le marché la molécule à l'origine du dommage. Après avoir constaté que le DES avait bien été la cause directe de la pathologie tumorale, partant que Mme Y. avait été exposée *in utero* à la molécule litigieuse, il appartenait alors à chacun des laboratoires de prouver que son produit n'était pas à l'origine du dommage », il appartenait donc au laboratoire de prouver qu'il ne pouvait avoir fourni le produit litigieux, ce qui représente, bien évidemment, une preuve impossible à fournir, qui aboutirait à l'indemnisation de la victime. La charge de la preuve est renversée au profit des victimes. La Cour de cassation a adopté une position purement juridique fondée sur le renversement de la charge de la preuve, par dérogation aux principes des articles 1315, alinéa 1 et suivants. La décision de la Cour de cassation montre que les mécanismes du droit français permettront, dans tous les cas, d'obtenir réparation de la part du fabricant, ce qui ne

30. Cour d'appel de Versailles le 11 octobre 2007.

sera pas sans incidence sur les procès à venir dans des affaires similaires (Mediator, Vioxx, etc.). D'après les articles 1386-1 et suivants du Code civil, institués par la loi du 19 mai 1998, elle-même issue de la Directive communautaire du 25 juillet 1985, le producteur n'est pas, *a priori*, responsable du vice de développement de son produit, à la condition d'avoir procédé immédiatement au retrait du produit lorsque sa dangerosité a été suspectée. Mais en ce qui concerne le Distilbène, le danger était connu dès sa commercialisation ! La Cour de cassation a considérablement assoupli le régime de la preuve en matière de produits défectueux, puisqu'elle a estimé que celle-ci peut être apportée par présomptions... Après les arrêts du 24 septembre 2009, elle a confirmé sa position[31].

Les procès à l'étranger

Aux USA, de nombreuses actions en justice ont été intentées par des filles DES sous forme de *class actions*[32] qui n'existent pas encore en France. Celles-ci se sont heurtées à la difficulté d'identifier le fabricant du DES parfois diffusé sous un nom générique. La jurisprudence américaine a fait application du principe selon lequel seraient solidairement responsables tous les fabricants ayant vendu ce produit pendant la période d'exposition, au prorata de leur part de marché. Aux Pays-Bas, en 1992, la Haute Cour de justice a rendu un arrêt stipulant que les filles DES pouvaient

---

31. Civ. 1re, 28 janvier 2010, pourvoi n° 08-18.837.
32. Une *class action* est une procédure légale par laquelle de nombreux demandeurs, qui ont été lésés, se regroupent pour appuyer leur demande. Ces recours collectifs sont les plus appropriés dans les cas où il serait trop coûteux pour les demandeurs d'asseoir leurs revendications individuellement.

poursuivre n'importe quel laboratoire connu pour avoir fourni le médicament à cette époque.

Responsables mais pas coupables ? Pourquoi seuls les fabricants sont-ils poursuivis alors que toute une chaîne est concernée ? Les organismes qui autorisent la commercialisation et se doivent d'en assurer le suivi, les médecins qui prescrivent aveuglément sur pression des visiteurs médicaux sans tenir compte de la littérature médicale abondante, les patients qui avalent des monceaux de pilules en tout genre pour éviter les nausées de la grossesse ou les ennuis de la ménopause, ou pour éviter la montée de lait qui abîmerait leurs seins, les malheureuses qui ont cru à ce médicament miracle pour mener leur grossesse à terme, etc. Tous devraient réfléchir à leur implication dans l'étendue de ces drames.

Enfin, nous devrions méditer ensemble sur la richesse actuelle de nos rivières en œstrogènes liée au rejet quotidien de millions de « pilules » contraceptives dans nos déchets. Actuellement, la féminisation des poissons sauvages est une grande source d'inquiétude et de recherche. Mais la diminution de la fertilité chez l'homme doit également nous interpeller.

Chapitre II

Les anorexigènes ou coupe-faim, du Pondéral au Mediator : une confusion orchestrée

John le Carré pourrait en faire un autre polar ![33]

Le Pondéral

En 1963, la fenfluramine, ou Pondéral, est mise sur le marché français. C'est le premier coupe-faim incriminé en France[34] dans la genèse d'hypertension artérielle pulmonaire (HTAP), mais tardivement. Il est fabriqué par un laboratoire appartenant au groupe Servier, et ce n'est qu'en 1981 que le docteur Douglas présente deux cas d'anomalies cardiaques au

33. Voir *La Constance du jardinier* sur les essais thérapeutiques et le site de Marc Girard : www.rolandsimion.org/ qui détaille la saga.
34. En Suisse, l'Aminorex, commercialisé uniquement dans les pays de langue allemande, avait été rapidement retiré du marché au début des années soixante-dix car incriminé dans les hypertensions artérielles pulmonaires.

sein d'une longue étude portant sur 42 patientes (soit 4 %)[35]. Ce chiffre élevé aurait dû alerter. D'autres publications vont dans le même sens jusqu'en 1997, date à laquelle la FDA retirera Pondéral et Isoméride du marché américain. L'Europe suivra.

L'Isoméride

La dexfenfluramine ou Isoméride apparaît en 1985 en France, puis en 1990 en Angleterre. Elle connaît rapidement un grand succès, non seulement chez les vrais obèses, mais aussi chez de très nombreuses personnes voulant perdre quelques kilos superflus. 7 à 10 millions de Français auraient absorbé de l'Isoméride entre 1985 et 1997. Ce coupe-faim, censé réduire la consommation des glucides et réguler le poids des obèses, a été retiré de la vente en France le 15 septembre 1997 après la découverte de complications de type hypertension artérielle pulmonaire dès 1995 et d'anomalies des valvules cardiaques en juillet 1997. Pourtant, bien avant cette date, plusieurs organismes avaient mis en garde contre les complications liées à l'Isoméride, l'administration sanitaire britannique par exemple, dès 1992[36].

Le sceau du secret

Dès 1991, le Dr D. M. Courtois, devenu président de l'AVIM[37], l'association des victimes de l'Isoméride, aurait

35. Douglas (J.G.) *et al.*, « Pulmonary hypertension and fenfluramine », *British Medical Journal*, n° 283, 1981, pp. 881-883.
36. http://www.victimes-isomeride.asso.fr/
37. Association d'aide aux victimes du Mediator et de l'Isoméride : www.victimes-isomeride.asso.fr/

obtenu un rendez-vous avec les dirigeants de Servier pour évoquer le cas d'une patiente belge sous Isoméride et atteinte d'une maladie cardiaque.

« Un médecin expert du laboratoire avait reconnu qu'il y avait un lien. Il nous avait proposé une négociation à l'amiable mais on devait s'engager à ce que ce soit secret... »

Dès 1992, une première publication anglaise rapporte un décès par hypertension artérielle pulmonaire probablement lié à l'Isoméride. L'affaire est étouffée. En 1993, l'équipe de F. Brenot, à l'hôpital Béclère en région parisienne, publie une étude rétrospective de leurs observations d'hypertension artérielle pulmonaire relevées depuis 1988[38]. Cette publication aurait dû éviter bien des drames : ils découvrent que sur les 73 cas recensés en cinq ans dans leur service, 20 % ont pris le Pondéral ou son dérivé chimique. La commercialisation de ces médicaments a pourtant continué.

Une longue étude, la plus longue possible, est réalisée afin de donner au laboratoire le temps de rentabiliser au maximum son médicament, et aux patients celui de mourir, ou, dans le meilleur des cas, à la Sécurité sociale de payer une greffe bi-pulmonaire... L'étude s'appelle « International Primary Pulmonary Hypertension Study » (IPPHS). Elle est financée par le laboratoire Servier (le financement ne sera connu que plus tard) et sujet de controverses dans la manière dont elle est rapportée par les médias à l'occasion de l'affaire Mediator. Des milliards de dollars sont en jeu. Les médecins de Clamart mettent clairement en évidence les risques d'hypertension artérielle pulmonaire liés au Pondéral et à son dérivé. L'étude remet en cause la vente du produit

38. Brenot (F.) *et al.*, « Primary pulmonary hypertension and fenfluramine », *British Heart Journal*, n° 70, 1993, pp. 537-541.

de Servier aux États-Unis et en Europe. Le tour de passe-passe du laboratoire va consister à englober ces effets toxiques dans le « groupe coupe-faim ». Si tous les coupe-faim ont les mêmes « caractéristiques », les décisions des autorités de santé changent. Il fallait que les médicaments de Servier occupent le terrain des anorexigènes qui était autrefois celui des amphétamines. Les notices insistent sur l'absence d'effet psychostimulant, hypertenseur et de potentiel d'addiction des fenfluramines, contrairement aux effets secondaires bien connus des amphétamines.

La guerre entre les fenfluramines et les amphétamines

Le rapport préliminaire confidentiel de mars 1995 est diffusé discrètement aux bons interlocuteurs. L'étude IPPHS conclut que « le risque d'hypertension artérielle pulmonaire serait globalement multiplié par un facteur de quatre environ chez les sujets traités par les « anorexigènes » ; en cas de traitement sur plus de trois mois, le risque serait multiplié par un facteur de neuf ; selon les auteurs, il n'y a « pas de différence apparente entre les types d'anorexigènes étudiés[39] ». La toxicité tout à fait particulière des fenfluramines parmi les anorexigènes est niée.

Dès 1994, l'Afssaps recommandait fermement aux médecins de diffuser rapidement les informations de toxicité médicamenteuse alors qu'elle-même cachait ses informations. Parmi les signataires de cette étude figurent deux futurs directeurs généraux de la santé et un futur vice-président de

39. Abenhaim (L.), Higenbottam (T.), Rich (S.), « International Primary Pulmonary Hypertension Study », *British Heart Journal*, n° 71, 1994, p. 303.

la Commission nationale de pharmacovigilance. Le monde du médicament est petit et la notion de transparence et de conflits d'intérêts ne s'applique qu'aux autres.

En mai 1995, la Commission nationale de pharmacovigilance prend connaissance du rapport IPPHS. Cette étude montre qu'il existe une association entre la survenue de ces hypertensions pulmonaires et la prise de tout anorexigène pour une durée de traitement supérieure à trois mois. Ce rapport est mensonger. Aucune étude ne prouve que les autres anorexigènes sont en cause dans les accidents cardio-pulmonaires. L'Allemagne saisit le CPMP[40] sur la question du risque cardio-pulmonaire sous anorexigène[41]. La France obtient d'être désignée comme rapporteur. En mai, le laboratoire exploitant le brevet Servier[42] adresse le rapport de l'étude IPPHS à l'administration américaine, estimant qu'« elle répond de façon adéquate aux questions posées par la FDA » (selon un représentant de firmes allemandes, « il n'est scientifiquement pas correct, sur la base d'un problème identifié avec un produit dans une indication, de jeter le doute sur toutes les substances utilisées dans la même indication »[43]). Le 19 novembre 1995, la Food and Drug Administration américaine recommande d'autoriser l'enregistrement de la

40. Committee for Proprietary Medicinal Products : comité scientifique de l'Agence européenne de l'évaluation des médicaments (EMEA : European Medicine Evaluation Agency).

41. Par application de l'article 12 de la directive européenne 75/319/EEC.

42. L'octroi d'une licence est l'opération qui consiste pour le titulaire d'un brevet à accorder les droits d'exploitation de celui-ci à un tiers moyennant une redevance.

43. *SCRIP*, n° 2045, p. 8.

dexfenfluramine, occasionnant une hausse de 3,75 dollars à 19,25 dollars pour les actions d'Interneuron, exploiter le brevet de Servier (Agence presse médicale, APM, le 20 novembre 1995).

Des stratagèmes en tout genre ont abouti à ce renversement de situation, les Américains qui ne voulaient vraiment pas de Pondéral l'ont finalement accepté. Servier a gagné ! Les patients ont perdu[44]. Selon l'APM, le marché des anorexigènes représentait en France un chiffre annuel de 400 millions de francs, dont environ 60 % réalisés par l'Isoméride. Compte tenu des ventes à l'étranger, ce médicament aurait rapporté environ 650 millions de francs par an, soit 9 % du chiffre d'affaires de Servier (APM, le 16 mai 1995).

En avril 1996, la FDA approuve l'équivalent du Pondéral aux États-Unis sous le nom de Redux à condition que les laboratoires américains entreprennent une étude de surveillance après commercialisation. Le chiffre d'affaires escompté aux États-Unis est compris entre 1 et 3 milliards de dollars, soit 5 à 15 milliards de francs (APM, le 28 août 1996). Le fabricant français Servier touche 10 % sur le chiffre d'affaires réalisé aux États-Unis (APM, le 18 décembre 1996).

Les grands journaux médicaux internationaux, dont l'objectivité et l'honnêteté ne sont plus ce qu'elles étaient, publient en août 1996[45] un panégyrique de Pondéral mais la lune de miel ne dure pas. La publication de cet éditorial crée

44. Voir le site du Dr Marc Girard : www.rolandsimion.org
45. 28 août 1996 : publication des résultats de l'étude IPPHS dans le *New England Journal of Medicine* (1996, tome CCCXXXV, pp. 609-616) associée à un éditorial de J.E Manson. et G.A. Faich (1996, tome CCCXXXV, pp. 659-660).

un scandale, orchestré par le *Wall Street Journal*[46] repris par *Nature*[47] et *The Lancet*[48]. Les deux éditorialistes sont en fait des employés de Servier. Le *New England Journal of Medicine* aurait été tenu dans l'ignorance... Le plus intéressant, et qui laissera pantois ceux qui ne sont pas habitués aux incohérences et trafics des données médicales, ce sont les résultats de la même étude finalement publiée et qui diffèrent notablement du rapport confidentiel qui avait permis la commercialisation de la dexfenfluramine bien nommée Redux aux USA. Même étude mais résultats significativement différents. Le risque cardio-pulmonaire en cas de traitement sur plus de trois mois est multiplié par 23 (soit un risque 2,5 fois plus élevé que celui estimé en mars 1995) ; les anorexigènes concernés sont « principalement les dérivés de la fenfluramine », alors que le rapport dactylographié insistait sur la communauté de risques entre les divers types d'anorexigènes. Les amphétamines semblent hors de cause.

Le Dr Marc Girard, scandalisé par la publication de l'étude IPPHS, écrit au *NEJM* :

« Chaque décès évitable d'un Américain atteint d'hypertension artérielle pulmonaire due à la dexfenfluramine sera la honte de tous ceux – investigateurs, consultants, responsables sanitaires, éditeurs – qui auront participé à la mascarade conduisant à conclure que les bénéfices présumés de la dexfenfluramine contrebalanceraient ses risques documentés. »

Cet écrit recevra une fin de non-recevoir de Mme Marcia Angell, alors rédactrice en chef du *NEJM* et encore

46. *Wall Street Journal* du 28 août 1996.
47. *Nature*, n° 383, 1996, p. 6.
48. *The Lancet*, n° 348, 1996, p. 627.

prisonnière des tricheurs. Elle démissionnera plus tard et deviendra une donneuse d'alerte. J'ai personnellement vécu cette expérience quand j'ai voulu publier des articles dans des revues qui font référence mais sont soumises à l'industrie pharmaceutique.

Un énorme scandale aurait dû éclater en France, pourtant seul le journal *Le Monde*[49] se fait écho de la critique du célèbre journal *The Lancet*[50], qui met en cause la probité morale du *NEJM* en raison de ses publications sur l'Isoméride. Sur les ondes, silence ou presque, puis oubli. Le 28 août 1997, le *NEJM* publie de nouvelles observations d'accident cardio-pulmonaire chez des patients recevant de la dexfenfluramine. Le 12 septembre 1997, la FDA exige le retrait de la dexfenfluramine et de la fenfluramine du marché américain en raison d'un nombre trop élevé d'accidents cardiaques. Le laboratoire Servier décide d'un retrait mondial à titre d'« extrême précaution » ! Pourtant, les données américaines disponibles à cette époque évaluent à 25-30 % le risque de présenter une anomalie valvulaire chez un patient traité par une fenfluramine[51].

On aurait pu croire qu'enfin les méfaits du Pondéral et de l'Isoméride étaient terminés, que seules les victimes allaient s'en souvenir… C'était sans compter sur les molécules parentes curieusement non interdites. Ainsi, le Mediator de Servier prit le relais et poursuivit tranquillement son chemin jusqu'en 2009…

---

49. *Le Monde*, 21 février 1997.

50. *Ibid.*

51. *Reactions*, n° 670, p. 2 ; *SCRIP*, n° 2286, p. 15.

Jurisprudence

Le silence en France des autorités, des patients, des médecins vis-à-vis de l'Isoméride alors que des milliers de patients ont eu gain de cause aux USA, est très surprenant. Ainsi aux États-Unis et au Canada, une association regroupant plus de 150 000 personnes, victimes de l'Isoméride, a obtenu un accord amiable pour un montant de 2,78 milliards d'euros. C'est le principe des *class actions* inexistant en France jusqu'à présent.

Journaux et radios ne crient à l'exploit qu'en septembre 2010 lorsque Servier est condamné en première instance à Nanterre à verser 200 000 euros de dommages et intérêts à une patiente qui se plaignait de graves problèmes cardiaques après un traitement à l'Isoméride. En 2006, la Cour de cassation avait confirmé une précédente condamnation de Servier dans un contentieux similaire. Selon le porte-parole de Servier, le nombre de plaintes liées à l'Isoméride serait toutefois « très faible ». Après ce silence assourdissant des autorités sanitaires et des médecins, comment s'en étonner ?

L'histoire d'Anna

En 1991, l'Isoméride est prescrit pour trois mois à Anna Paulos, 28 ans, après une grossesse qui lui avait laissé une surcharge pondérale. Ordonnance renouvelée à deux reprises, et pour trois mois à chaque fois, en 1992 et 1993. En mai 1994, Anna est hospitalisée pour hypertension artérielle pulmonaire en région parisienne. En décembre 1994, la jeune femme doit subir une greffe des deux poumons et une opération du cœur. Elle décide alors d'entamer une bataille juridique contre le laboratoire pharmaceutique qu'elle considère responsable de son état de santé.

En septembre 2010, la cour d'appel de Versailles a confirmé le jugement rendu en décembre 2000 par le tribunal de Nanterre condamnant les laboratoires Servier à indemniser Anna Paulos. Ils devront verser 417 747,13 euros à la plaignante. Aux organismes sociaux ayant pris en charge les frais de maladie, ils verseront 203 981,30 euros. La cour, qui a aggravé la condamnation de première instance, s'est appuyée sur une directive européenne (25 juillet 1985) affirmant que « la responsabilité du fabricant est engagée s'il a manqué à son obligation de livrer un produit exempt de tout défaut de nature à créer un danger pour la personne ou pour les biens ». Curieusement, 19 ans après le début de l'histoire d'Anna, cette victoire juridique apparaît dans les journaux comme une grande victoire de la démocratie sanitaire.

L'histoire de Nicole

Nicole Goudman est morte en 1995 à l'âge de 47 ans alors qu'elle souffrait d'hypertension artérielle pulmonaire et attendait une greffe du cœur. Une expertise médicale judiciaire avait établi un lien de causalité entre son hypertension artérielle pulmonaire et la prise d'Isoméride. Par un jugement du 7 juillet 2006, le tribunal de grande instance de Nanterre avait condamné Servier à verser 130 500 euros à la famille. Le laboratoire fit appel et eut gain de cause en 2007. En juillet 2009, la Cour de cassation cassa et annula l'arrêt de la cour d'appel de Versailles de 2007. Finalement, cette dernière confirma le 20 janvier 2011 les dispositions du premier jugement du 7 juillet 2006, en augmentant certains postes de préjudices : le laboratoire Servier a dû verser 145 500 euros à la famille de la victime décédée suite à la prise d'Isoméride. Seize ans de procédure ! « C'est la première fois qu'une famille dont un proche est décédé après avoir pris de l'Isoméride obtient des indemnités. Cela a été un combat long et fatigant avec Servier qui n'a eu que du mépris à notre égard et qui a repoussé nos propositions de régler cette affaire à l'amiable », confie le plaignant, Alain Goudman, à l'AFP (Agence France Presse).

Combien de patients victimes en France de l'Isoméride ? Impossible à dire, et comme le précise la caisse d'assurance-maladie de l'Ain : « Interdiction formelle de communiquer. » Pourquoi ce silence, alors que les effets cardiaques peuvent être découverts très tardivement, en particulier en ce qui concerne l'hypertension artérielle pulmonaire dont le risque est multiplié par 3 au bout de 3 mois d'utilisation et par 23 après 12 mois d'utilisation. Rappelons que 7 à 10 millions de Français ont absorbé de l'Isoméride entre 1985 et 1997. Comment et avec quels complices Servier a-t-il pu préserver son médicament tueur pendant si longtemps puis le remplacer par une molécule proche, responsable des mêmes désastres que la nébuleuse de la pensée unique fait mine de découvrir aujourd'hui ?

Il est fort probable, selon Marc Girard, que les « autorités aient fait preuve de *favoritisme* à l'égard d'une entreprise française, et de façon assez scandaleusement claire pour que la presse pharmaceutique internationale s'en plaigne avec une crudité de ton tout à fait inhabituelle. Et contrairement à ce qu'a soutenu la représentante de l'Afssaps sur une chaîne de télévision à forte écoute, il est strictement faux que la collégialité d'un processus décisionnel en garantisse l'impartialité. Aussi bruyante qu'ait été la réprobation des partenaires étrangers de la France (notamment des Allemands) dont les intérêts commerciaux n'étaient pas les mêmes, la France (à la fois rapporteur sur la question des fenfluramines et en charge de la présidence du Comité européen d'évaluation des médicaments dans le cadre de l'Agence européenne) est parvenue à imposer au niveau européen des mesures outrageusement favorables à Servier malgré l'évidence épidémiologique qui désignait ses produits comme *les seuls* anorexigènes exposant à un risque cardio-pulmonaire »[52].

Ainsi, l'affaire de l'Isoméride s'inscrit dans la suite des scandales de la chaîne du médicament à l'étranger comme en France avec ses spécificités. Nous ne pouvons les passer tous en revue tant ils sont nombreux puisque le drame ne tient pas au médicament précis mais à l'infatigable volonté de réseaux entrecroisés de les laisser sur le marché le temps nécessaire afin de maximiser les profits. La « solution » des médicaments hautement surveillés lancée ou relancée après l'affaire du Mediator ne saurait nous endormir. Le ministre est-il dupe ? Il devrait écouter des personnes indépendantes afin d'éviter de nouveaux scandales comparables à celui du sang contaminé ou de l'hormone de croissance.

52. Voir le site de Marc Girard : www.rolandsimion.org/

Chapitre III

La surprise du Mediator « Un conte pour Noël »[53]

L'Isoméride est mort en 1997 : place au Mediator, commercialisé depuis 1976 ! Le principe actif en est le benfluorex, molécule parente de l'Isoméride et du Pondéral. Cette filiation aurait dû lui interdire toute AMM en 1997 ; pourtant sa mise en vente n'a pas été stoppée. La ruse de Servier de le présenter comme un antidiabétique, et non comme un anorexigène, pouvait-elle réellement tromper les experts ? Espéraient-ils faire croire à l'incompétence des spécialistes des agences chargées de surveiller les médicaments ? Il ne s'agit pas là de défendre Servier, qui a la plus grande part de responsabilité, mais bien de remettre en cause toute la chaîne de contrôle. Toute catastrophe sanitaire suppose toujours une succession d'erreurs ou de fraudes sur plusieurs maillons du système.

53. http://www.rolandsimion.org

Complications cardiaques

Le Mediator agissait comme coupe-faim ou anorexigène, et était présumé agir sur la baisse du sucre dans le sang et l'amélioration de la sensibilité à l'insuline.

En février 2011, les indications suivantes concernant le Mediator figuraient encore sur Internet : « adjuvant du régime adapté chez les diabétiques avec surcharge pondérale ; contre-indications : hypersensibilité au chlorhydrate de benfluorex ou à l'un des constituants, pancréatites chroniques avérées ; effets secondaires indésirables observés : troubles digestifs, asthénie, somnolence ou états vertigineux (surtout lorsque la prise est supérieure à trois comprimés par jour) ; très rares cas de réactions anaphylactiques, hypotension, choc, rash cutané, urticaire, œdème de Quincke ; élévation des enzymes hépatiques, hépatite ; troubles des fonctions cognitives : désorientation tempo-spatiale, troubles du comportement : agitation, délire, troubles de la perception, hallucinations. »

Même en relisant attentivement, je ne trouve pas de référence aux troubles cardiaques pourtant bien connus dans cette classe de médicaments et nécessitant une surveillance attentive des patients. Ce beau site n'est pas si ancien et il est régulièrement actualisé puisqu'il évoque la suppression d'AMM du Mediator et son retrait du marché le 4 décembre 2009 pour la boîte de 100 comprimés et le 18 mai 2010[54] pour la boîte de 30 (de 150 mg dans les deux cas...).

Deux types de complications cardiaques sont aujourd'hui décrits avec le Mediator : l'atteinte des valves cardiaques avec, comme conséquence, la fuite valvulaire. Les formes

54. Sante-az : sante-az.aufeminin.com/

graves sont rares : moins de 1 pour 1 000 personnes exposées par année. Les signes cliniques surviendraient plutôt après quelques années de traitement, essoufflement à l'effort, douleurs thoraciques ou palpitations. C'est le cardiologue et la pratique d'une échographie cardiaque qui vous rassureront si nécessaire, et en cas de formes graves, la chirurgie cardiaque remplacera les valves défectueuses. Les nombreuses autres causes de valvulopathies cardiaques, en particulier le rhumatisme articulaire aigu secondaire dû à des angines à streptocoques mal traitées, expliquent en partie l'absence de lien de causalité reconnu entre médicaments et lésions cardiaques. Depuis la quasi-disparition de la médecine interne à l'hôpital (équivalent de la médecine générale en ville) et l'apparition de spécialités, voire de micro-spécialités (chacun devient spécialiste d'une, voire deux maladies), les liens entre les pathologies sont plus difficiles à mettre en évidence et donc plus longs à repérer. Le diabétologue donne du Mediator, le cardiologue voit des atteintes de valves mais ils ne se rencontrent pas forcément. Si l'un d'entre eux fait la liaison, il se fait d'abord critiquer ou rabrouer et le temps passe, parfois des décennies... La deuxième complication cardiaque du Mediator est, tout comme pour l'Isoméride, l'hypertension artérielle pulmonaire associée ou non à une atteinte de valves. Cette anomalie entraîne une gêne à la circulation sanguine dans les poumons et est redoutable. Elle est néanmoins exceptionnelle.

Les étapes de l'affaire

Pourquoi a-t-il fallu attendre 33 ans (de 1976 à 2009) avant de disposer d'une étude mettant en évidence un risque multiplié par trois d'altération des valves cardiaques pour les personnes prenant ce médicament pendant plus de trois mois ?

De 1995 à 2005, le comité technique de pharmacovigilance de l'Afssaps ouvre, à de nombreuses reprises, le dossier du benfluorex, principe actif du Mediator, et évoque sa dangerosité potentielle et ses effets indésirables, dus à son appartenance à la famille des fenfluramines[55]. Pourtant, pendant 10 ans, l'hypothèse d'un retrait de ce médicament « ne sera pas inscrite à l'ordre du jour de la Commission nationale de pharmacovigilance en dépit de 17 réunions du Comité technique de pharmacovigilance »[56].

Ni le retrait du produit des marchés italien et espagnol, sur décision du laboratoire en 2003, ni la constatation à deux reprises (1999 et 2006) d'un « service médical rendu insuffisant » (SMRI) par la Commission de la transparence, n'affectent la commercialisation du Mediator sur le marché français, et son taux de remboursement par l'assurance-maladie reste élevé. Curieusement, les publications scientifiques concernant le Mediator sont rares et surtout récentes. C'est seulement en 2003 qu'un groupe espagnol publie le premier cas de valvulopathie en rapport avec le Mediator[57]

55. Substance active médicamenteuse aux propriétés anorexigènes qui agit directement sur les structures nerveuses centrales régulant le comportement alimentaire par le biais de la sérotonine. Bénéficiant d'une autorisation de mise sur le marché en Europe dès 1965, elle obtint son AMM aux États-Unis en 1973.

56. Rapport de l'Inspection générale des affaires sociales (IGAS), qui est le service interministériel de contrôle, d'audit et d'évaluation des politiques sociales.

57. Ribera (Josefa Rafel) *et al.*, « Valvular Heart Disease Associated with benfluorex », *Revista Española de Cardiología*, n° 56, 2003, pp. 215-216.

chez une femme de 50 ans. Les cardiologues avaient cependant été alertés suite au scandale de l'Isoméride dès les années 1995-1997. Les discussions concernant les prescriptions AMM ou hors AMM n'y changeront rien. Si le médicament est toxique, le respect des indications ne modifie que le nombre de personnes exposées. L'efficacité du Mediator était tantôt minime, tantôt inexistante. De plus, le problème bénéfice/risques ne se posait pas ici puisqu'il n'y avait que des risques. La dangerosité potentielle du médicament et les cas répertoriés étaient bien assez suffisants pour exiger son retrait du marché.

13 octobre 2010 : une étude confidentielle de la Caisse nationale d'assurance-maladie (Cnam) est révélée par *Le Figaro*. Pourquoi confidentielle ? Parce que ce fameux rapport estime que le Mediator serait responsable de 500 à 1 000 morts en France. Il faudrait réaliser des études détaillées de ces patients, souvent traités antérieurement par l'Isoméride. Si on peut s'indigner devant la lenteur des prises de décision de suspension devant un doute raisonnable – comme il en existait depuis de nombreuses années concernant le Mediator – on peut tout autant s'interroger quant à la hâte avec laquelle on a scientifiquement conclu au nombre de décès. Selon les sources, ce nombre varierait de 20 à 2 000 ; l'Afssaps, d'après son rapport de novembre 2010, en recenserait 500 en 30 ans.

Jurisprudence

Le 24 novembre 2010, le parquet de Nanterre a été saisi des premières plaintes pénales à l'encontre du laboratoire pharmaceutique ayant mis en circulation le Mediator.

Le laboratoire a aussi fait l'objet d'actions devant les juridictions civiles.

En février 2011, la Sécurité sociale demande 220 millions d'euros à Servier. Environ 2 000 dossiers ont été envoyés à l'Association d'aide aux victimes des accidents de médicaments[58] pour des demandes de réparation. Cette organisation se promet de mener une action groupée devant le tribunal de grande instance de Nanterre si le dossier s'enlise. L'AAAVM sera partie civile contre X et contre le laboratoire Servier (mars 2011).

Le 10 mars 2011, Servier reconnaît le préjudice et propose aux victimes une indemnisation si elles renoncent à toute poursuite à son encontre. Sa conviction est que le Mediator ne serait responsable que de trois morts. À l'heure actuelle, plusieurs dizaines de procédures à l'amiable entre les victimes et Servier sont en cours.

Morale de l'histoire

Le rapport de Philippe Even et Bernard Debré[59], disponible sur Internet et remis au président de la République en mars 2011, pointe du doigt la responsabilité de l'Afssaps qui se dit « lynchée ». Mais à titre d'exemple, rappelons qu'en pleine discussion sur la nocivité du Mediator, en octobre 2009, l'agence autorisait la mise sur le marché de génériques du Mediator... Le laboratoire – cible unique d'une fusillade médiatique – aurait tous les torts. Ne soyons pas si naïfs : il eut été simple de supprimer, plusieurs années

58. Association Aide Aux Victimes Accidents de Médicaments (AAAVM).

59. Rapport Even-Debré sur le système de contrôle des médicaments.

auparavant, le remboursement du Mediator pour « service rendu insuffisant » et d'interdire le médicament.

L'affaire n'est pas encore close, et nous pouvons partager les doutes du Dr Marc Girard, expert européen en médicaments, quant aux raisons obscures de ce déferlement médiatique : « Qui doit succéder au vieux PDG de Servier âgé de 88 ans ? Quel rapport entre ce bruit médiatique et le vote par les députés européens, dans l'indifférence générale, de la nouvelle directive de pharmacovigilance – réglementation scélérate, dont pas un seul n'a mesuré la portée, et qui vise à généraliser le précédent du vaccin contre la grippe porcine, en accélérant au-delà du tolérable, l'autorisation des médicaments sous la fallacieuse promesse d'une pharmacovigilance dont on voit bien qu'elle est strictement inopérante, malgré toutes les promesses et les recommandations ? »[60]

60. http://www.rolandsimion.org

CHAPITRE IV

« Cholestérol, mensonges et propagande »[61]

Des médecins britanniques ont proposé de mettre à disposition des statines dans les fast-foods, à côté des condiments, pour neutraliser les dégâts supposés de cette nourriture sur les artères.

Découverts dans les années quatre-vingt, à partir d'un champignon, ces médicaments neutralisent une enzyme du foie qui permet la fabrication du cholestérol. Nous avons tous cru au miracle et à la disparition des crises cardiaques chez les patients ayant du cholestérol. Beau rêve longtemps alimenté par les laboratoires, mais qu'en est-il 30 ans après ?

Comment faire des économies sans risques ?

En 2010, on comptait sept millions de consommateurs de médicaments anticholestérol, soit un coût d'un milliard d'euros pour la Cnam. En l'an 2000, en France, plus de

61. Dr Michel de Lorgeril, cardiologue et chercheur au CNRS, Thierry Souccar Éditions, 2008.

500 000 personnes prenaient du Cholstat ou du Staltor (pour 6 millions dans le monde), et au total, près de 2,5 millions de Français ont consommé l'une des 9 statines commercialisées quand le scandale du Staltor a explosé. Cela n'a pas empêché une consommation exponentielle de statines. Est-ce bien raisonnable ? Cela résulterait-il d'une mauvaise communication ?

À juste titre, le trou de la Sécurité sociale est devenu une obsession des pouvoirs publics. De bonnes pistes sont cependant envisageables pour faire fondre le déficit sans diminuer pour autant la qualité des soins : baisser de façon drastique la consommation des médicaments en France et réduire ainsi le nombre d'hospitalisations et de morts inutiles causées par leurs effets secondaires. Estimées à 1,5 million par an aux États-Unis, les hospitalisations liées aux traitements en France sont estimées à 300 000. Mais comment convaincre les patients et les médecins – conditionnés par les médias, eux-mêmes manipulés par l'industrie pharmaceutique – du bien-fondé de mes dires partagés par des confrères aussi peu entendus que moi ? La chaîne des opposants institutionnels aux gouvernants (syndicats, partis d'opposition, etc.) se range derrière les labos au nom de la défense de l'emploi et du droit du patient ou du futur malade. Fille d'un des fondateurs de la Sécurité sociale, j'aurais un devoir filial de ne pas toucher aux médicaments : « Nos parents ont galéré pour obtenir la Sécu », « nous avons « droit » à tous les médicaments remboursés », « pas touche à ma Sécu ». La notion de droit envahit les espaces et conduit à perdre de vue la santé du patient. Dans l'esprit de nos compatriotes bien conditionnés, le remboursement par la Sécurité sociale prouve l'efficacité d'un médicament et justifie sa consommation. Combien de fois ai-je entendu ce raisonnement de la bouche d'amis convaincus que la prévention par les médicaments est le meilleur moyen de vivre vieux et en bonne santé ? Ce sont des idées préconçues que nous avons parfaitement assimilées. À force d'intoxication subliminale, les publicitaires américains, formés dans les années soixante, ont endoctriné les élèves de nos écoles de commerce[62]. L'histoire de l'introduction du fluor – un exemple de fabrication de consentement actif – dans notre quotidien prouve à quel point nous sommes bernés[63].

Le marché des statines repose sur une mise en condition du monde médical et des patients pour rendre quasi synonymes maladie coronarienne et cholestérol élevé, avant de nous persuader que la baisse du cholestérol et la réduction du risque coronarien sont équivalentes. Il n'y a plus alors qu'à surestimer considérablement le bénéfice des anticholestérol et à occulter leurs effets délétères. Pourtant, ces successions

---

62. CHOMSKY (Noam) *et al.*, *La Fabrication du consentement. De la propagande médiatique en démocratie*, Marseille, Agone, coll. « Contre-feux », 2008.
63. Voir le site d'Edward Bernays : http://www.agoravox.fr
Le mythe des bienfaits du fluorure pour la dentition est né aux USA en 1939. La compagnie d'aluminium ALCOA, qui faisait l'objet de poursuites pour déversement toxique de… fluorure, commanda une étude faisant l'éloge de ce déchet industriel dérivé de la production de l'aluminium, des fabriques de munitions (et plus tard des centrales nucléaires). L'étude allait jusqu'à proposer qu'on ajoute la substance à l'eau des villes. Quatre-vingt-sept villes américaines établirent un programme de fluorisation de l'eau, les fonds publics servaient à acheter un déchet toxique dont l'élimination était très coûteuse, et à l'inclure dans l'eau potable consommée par la population. Combien de municipalités pratiquent encore cette méthode de fluoration de l'eau, y compris en France ?

d'« évidences » sont loin d'être démontrées. Les laboratoires se sont ensuite partagé le marché des molécules princeps (originales) et des *me too* (les copies), qui ont toutes bénéficié de prix élevés, bien que, pour la plupart, aucune preuve scientifique n'ait pu démontrer leur efficacité, et qu'elles aient obtenu l'AMM en référence aux molécules de la « première génération ».

Informations falsifiées, le Crestor ou rosuvastatine et l'étude dite « Jupiter »

Des sites dits « informatifs » sur les médicaments anticholestérol (parmi les cinq premiers qui apparaissent sur Google lorsque vous tapez *statines*) affirment que celles-ci réduisent les caillots sanguins et le risque d'embolie pulmonaire de plus de 40 %, oubliant toutefois que l'étude Jupiter sur laquelle ils se fondent – présentée dans le *New York Times* du 30 mars 2009 par Pam Belluck – emploie le conditionnel : « Les anticholestérol *pourraient* diminuer le risque de thrombose. » L'étude en question, d'apparence scientifique, a été menée dans 26 pays et porte sur 17 802 personnes (sur des hommes âgés de 50 ans ou plus et des femmes de 60 ans ou plus) ayant pris une statine ou un placebo. Sponsorisée par AstraZeneca[64], elle conclut que les statines, en général, diminueraient le risque d'attaques cardiaques, le nombre d'accidents vasculaires cérébraux de façon significative et le besoin d'angioplastie chez plus de la moitié des patients traités. Conséquences : dans tous les pays, les autorités de

64. Fabrique le Crestor, chiffre d'affaires en 2009 : 16,7 milliards de dollars et bénéfice net : 4,88 milliards ; *Les Échos* n° 20730 du 30 juillet 2010.

la santé ont élargi leurs recommandations de prescription de statines, transformant des millions de bien portants à travers le monde en malades chroniques. Cependant, si l'on remonte à la source, d'après le journal qui publie cette étude, le *New England Journal of Medicine* (*NEJM*), les choses sont plus complexes et les conclusions, tirées des sites Web, pour le moins hâtives.

Les premiers résultats de l'essai clinique Jupiter, jugés très importants par la communauté des cardiologues en raison de son étendue et du grand nombre de données recueillies, et présentés en novembre 2008 au colloque de l'American Heart Association, avaient montré que « le Crestor réduirait de 44 % le danger cardiovasculaire chez des sujets ne présentant pas de facteurs de risques élevés d'infarctus mais dont le niveau de protéine C réactive, ou CRP – signe d'inflammation des artères –, est au-dessus de la normale »[65]. Ce merveilleux résultat ne serait donc patent que chez les patients ayant une CRP élevée, marqueur non spécifique de l'inflammation comme la vitesse de sédimentation (élevée pour une dent malade, un rhume ou des règles douloureuses. Tout le monde à un moment quelconque...) Pourquoi cette étude n'a-t-elle pas été jetée aux oubliettes ? Que lit-on à la source ? Que « dans cet essai mené chez des personnes en bonne santé ne présentant pas d'hyperlipidémie mais une CRP élevée, la rosuvastatine ou Crestor réduit significativement l'incidence des événements cardiovasculaires majeurs »[66]. Tout d'abord, l'éthique de l'essai clinique paraît douteuse : donner des drogues potentiellement dangereuses à des bien portants.

65. Agence France-Presse Orlando, publié le 29 mars 2009, site cyberpresse.ca

66. ClinicalTrials.gov number, NCT00239681

Il est facile d'imaginer les résultats par le biais de la conduite statistique habituelle : puisqu'il n'y a pas de résultat sur le groupe entier, on recherche dans tous les sous-groupes celui qui répondra et montrera une différence significative (ici avec la CRP élevée).

Les conclusions de l'article initial du *NEJM* de novembre 2008 appelaient de nouvelles questions, comme tous les essais cliniques qui ne concluent jamais et mènent toujours à un autre essai clinique : les résultats de l'étude Jupiter pour la « prévention primaire » des maladies coronariennes (c'est-à-dire chez les sujets qui n'ont jamais eu de pathologie cardiaque) conduisent à d'importantes questions : est-ce que les indications des statines doivent être étendues ? Est-ce que la CRP doit être utilisée ?[67] Ainsi les médecins devraient traiter des personnes bien portantes, sans hyperlipidémie, mais dont la CRP est élevée. Même les bébés devraient être traités au berceau[68].

La suite des commentaires originaux est tout aussi prudente : il faudrait traiter 120 personnes pendant 1,9 année par le Crestor pour prévenir un événement. « Dans Jupiter, les différences absolues du risque sont plus importantes que les réductions du risque pour décider de recommander un traitement médicamenteux, car les avantages absolus de traitement doivent être suffisamment grands pour justifier les risques et les coûts associés. La réduction du risque relatif obtenu est de 0,9 % (83 sur 8 901 sujets) dans le groupe rosuvastatine ; ainsi, 120 participants ont été traités pendant 1,9 an pour

67. *NJEM*, novembre 2008.

68. Voir l'article : « Faut-il mettre une statine dans le biberon des nourrissons ? » L. Capron dans *Revue de médecine interne*, 14 octobre 2004.

prévenir un événement. Les lignes directrices pour la prévention primaire vont être réévaluées sur la base des résultats de Jupiter. Mais la prescription des statines dépendra de l'équilibre entre les avantages de traitement et son innocuité à long terme et le coût. » Ainsi, les auteurs précisent que la balance « coût/efficacité/risques » pour un traitement préventif n'est pas démontrée, loin de là ![69] Cette publication originale citée partout comme la démonstration de l'efficacité indubitable des statines dans la prévention des accidents cardiovasculaires montre les dérives des citations partielles et souvent partiales qui se démultiplient sur Internet et finissent par fausser complètement l'opinion. Les victimes de cette désinformation sont les patients, leur santé et leur Sécurité sociale ; les gagnants sont les marchands de statines en préventif, qui s'adressent à une population « saine », et donc commercialisent à grande échelle. La prévention médicamenteuse est une invention rentable. Les lecteurs de cet article du *NEJM* sur l'étude Jupiter confient leurs inquiétudes également dans le *NEJM* à propos des rapports des auteurs avec l'industrie, le coût élevé du médicament, l'absence de recul sur la toxicité d'un traitement qui est administré à long terme, le risque de diabète précoce, etc. Ce n'est que du bon sens[70]. Le Dr Timothy Gardner, président de l'American Heart Association, va dans le même sens : il ne peut imaginer traiter de façon prophylactique des sujets non malades, d'autant plus à long terme : « Le dilemme vient du fait que nous ne pouvons donner à des gens bien portants des médicaments

---

69. www.nejm.org le 9 novembre 2008.

70. KRITEK (Patricia) et CAMPION (Edward W.), « *JUPITER* Clinical Directions – Polling Results », édito du *New England Journal of Medicine*, 2009.

dont ils n'ont pas besoin ! »[71] Ainsi cette étude, pilier de la défense de tous ceux qui prescrivent *larga manu* des statines en prévention primaire (chez les gens qui n'ont jamais eu d'incidents cardiaques), ne préconisait absolument pas cette attitude dangereuse et marchande. Elle proposait simplement de nouveaux essais cliniques.

L'utilisation des statines chez les patients ayant déjà eu des ennuis cardiaques nécessiterait une démonstration du même type. D'après le Dr Michel de Lorgeril, cardiologue et chercheur au CNRS : « Les recommandations officielles qui préconisent l'utilisation de statines dans l'insuffisance cardiaque n'ont pas été établies à partir d'essais randomisés, mais à partir de méta-analyses construites avec des sous-groupes d'essais antérieurs sans tirage au sort de patients. » Tandis que les essais réalisés chez des patients en insuffisance cardiaque et réellement randomisés (CORONA, GISSI-HF, deux essais conduits sous le couvert de la nouvelle réglementation des essais cliniques) montrent que diminuer le cholestérol (ou prescrire une statine) n'est pas justifié dans cette pathologie. Si certaines émissions télévisées récentes montraient que l'usage des statines est une évidence pour tout le monde, vous aurez compris que cette idée ne fait pas l'unanimité chez les docteurs indépendants.

Quels sont les défenseurs des statines en dehors des laboratoires ? L'ARCOL[72] (Comité de coordination de la recherche sur le cholestérol et l'athérosclérose) intervient souvent dans la promotion des statines et son indépendance

71. Rapporté par Pam Bellock dans son article du *New York Times* du 30 mars 2009.

72. Association de professionnels spécialisés, le conseil d'administration comprend de nombreuses célébrités de la médecine.

est incertaine, car comme le rappelle Martin Winckler, ses activités sont ouvertement subventionnées par plusieurs grands laboratoires. De plus, l'ARCOL s'est associé au laboratoire Pfizer pour une campagne publicitaire de masse visant à encourager le dépistage du cholestérol. Ses moyens sont considérables : publi-reportages diffusés dans la presse écrite ayant pour vocation officielle d'« élargir l'information au risque cardiovasculaire dans sa globalité ». 1 300 000 brochures d'information destinées à être distribuées aux patients par les professionnels de santé afin d'aider à lutter contre les idées reçues sur l'hypercholestérolémie ; centres d'appels téléphoniques ; annonces presse, posters, messages chocs : « Une crise cardiaque peut intervenir alors que l'on ne se croyait pas malade » en légende d'une photo de cadavre à la morgue, etc.

Les indications des statines restent largement à discuter et c'est encore un doux euphémisme. Elles garderont sûrement un marché très réduit à long terme mais dans l'immédiat, elles inondent le marché.

Les dangers des statines

Au delà des conséquences financières induites par la surconsommation, les dangers sont importants. Les statines en général peuvent avoir des effets secondaires graves : troubles hépatiques, baisse du taux de CoQ10 antioxydant majeur et cardio-protecteur[73]. Des effets cancérigènes, de mécanisme encore peu élucidé (liés à la baisse des antioxydants ?) ont

73. La coenzyme Q10 également connue sous le nom de CoQ10 ou Ubiquinone, est une substance similaire à une vitamine, vitale pour le bon fonctionnement du corps humain.

été rapportés. Les troubles musculaires d'importance variable sont très fréquents et ont conduit à la « rhabdomyolyse », soit la destruction de cellules musculaires dont certaines ont été mortelles. Une centaine de cas graves, dont 29 déclarés en France, ont été à l'origine du retrait de la cérivastatine (Cholstat et Staltor) en 2001. C'est la fameuse affaire Bayer, qui remua le landerneau médical pendant quelques semaines, et dont je reparlerai. Comme les statines sont souvent des copies, il est tout à fait probable que les autres fassent courir les mêmes risques. Ce qui est certain, c'est qu'elles donnent toutes des douleurs musculaires à des degrés variables selon les individus.

Médicament miracle pour beaucoup d'entre nous, elles sont tout de même très dangereuses. L'étude du *BMJ*[74] (n° 54) a analysé les données concernant plus de 2 millions de personnes au Royaume-Uni, âgées entre 30 et 84 ans, 225 922 étaient traitées avec des statines (soit 10,7 %), 70,7 % prenaient la simvastatine (Zocor), 22,3 % l'atorvastatine (Tahor, Lipitor), 3,6 % la pravastatine (Elisor), 1,9 % la rosuvastatine (Crestor) et 1,4 % la fluvastatine (Lescol)[75]. La prise de statines durant cinq ans a augmenté le risque de faiblesse musculaire de 110 ‰ chez les hommes et de 39 ‰ chez les femmes.

Le risque de myopathie, de modérée à sévère, associé à la plupart des statines, triplait chez les hommes et était multiplié par 4 à 6 chez les femmes. Le risque d'insuffisance rénale était multiplié par 1,5 à 2 et dépendait de la dose ; celui de

74. *British Medical Journal.*

75. Étude des Dr Julia Hippisley-Cox et collaborateurs de l'université de Nottingham, parue dans le *British Medical Journal* de décembre 2005.

cataracte était augmenté d'environ 30 %. Celui de dysfonction hépatique, de 20 à 50 %, et dépendait de la dose. Les effets indésirables étaient similaires pour les différents types de statines à l'exception des dysfonctions du foie dont le risque était plus élevé avec la fluvastatine.

L'histoire du Staltor-Lipobay : scandale vieux de 10 ans et vite oublié

La cérivastatine[76] fut commercialisée en 1998 par Bayer. Elle est accusée d'avoir provoqué le décès de 52 personnes dans le monde et plusieurs milliers de lésions musculaires graves. En juillet 2001, l'Afssaps contre-indique l'association de cette statine avec une autre substance, le gemfibrozil (Lipur). Des cas de rhabdomyolyse, dont certains mortels, dus à cette association de médicaments, lui ont été rapportés ; l'Afssaps retire immédiatement la cérivastatine du marché français. En août 2001, le laboratoire Bayer retire son médicament du marché mondial (sauf au Japon). Rapidement, de nombreuses plaintes sont déposées, comme celle d'un Avignonnais inquiet : « La qualification de blessures involontaires et de mise en danger d'autrui semble être appropriée. »

En Alsace, s'est également créée une association de personnes qui prenaient de la cérivastatine et souffraient de douleurs musculaires. « La plupart des malades ont entre 40 et 70 ans, et viennent de la France entière », a indiqué au *Parisien* Wilhelm Mikendorfer, fondateur de l'association. Aux États-Unis, 500 plaignants se sont manifestés et ils sont une centaine en Allemagne.

76. Baycol/Lipobay aux USA, Staltor en France (AMM obtenue en 1997) et Fournier (pour Cholstat).

Pourtant, les autorités européennes de surveillance des médicaments étaient au courant depuis longtemps des risques que présentait le Lipobay/Baycol, selon un rapport du ministère allemand de la Santé cité par le quotidien populaire *Bild*, après une série de morts suspectes. Une source européenne avait déclaré le 9 août 2001 que l'EMEA[77] étudiait depuis juillet les risques pour la santé de l'utilisation de ce médicament. Le plus scandaleux est que les risques graves voire mortels de la cérivastatine auraient été connus depuis 1991, date de sa commercialisation. C'est donc bien toute la chaîne du médicament qui est inefficace et non la dernière phase de surveillance post-AMM uniquement…

Les procès contre Bayer

En février 2008, Bayer est condamné pour la toute première fois. Dans la ville argentine de Rosario, un tribunal a accordé des dommages et intérêts à une victime du Lipobay (Staltor). Le plaignant, qui souffrait de graves problèmes musculaires et rénaux depuis qu'il avait ingéré du Lipobay, est infirme à vie. La juge Sylvia Aramberri a souligné que Bayer connaissait parfaitement les effets secondaires du Lipobay et avait pris sciemment le risque de continuer à commercialiser ce produit. Pour Hubert Ostendorf, de la Coordination contre les méfaits de Bayer, « le tribunal a constaté que les responsables de Bayer avaient commis un délit. Étant donné que plusieurs douzaines de personnes étaient mortes inutilement, il était indispensable de tirer les conséquences pénales de cette affaire ». Jusqu'alors, dans toutes les affaires concernant ce médicament, Bayer avait évité la condamnation en

77. Agence européenne du médicament.

concluant un arrangement avec les victimes après des dizaines de procès. Dans ce cas, les victimes devaient se taire. « Un arrangement a été conclu avec Bayer. Il a été convenu que le contenu et les circonstances de cet arrangement ne seraient pas divulgués. C'est pourquoi je ne souhaite pas prendre position sur ce sujet. En cas de non-respect de ces clauses, une pénalité contractuelle égale au montant versé par Bayer est prévue. » Notons que c'est exactement ce que Servier demande aux victimes du Mediator.

L'avenir de Bayer

Les ventes de Lipobay/Staltor généraient à elles seules 600 millions d'euros de chiffre d'affaires annuel. Six millions de personnes ont été traitées dans le monde dont 500 000 en France. Bayer a perdu près de 25 % de sa capitalisation boursière au moment du retrait du marché de son médicament. Il avait annoncé le report à « début février 2002 » de son entrée en bourse à New York, initialement prévue le 26 septembre 2001. Le groupe s'est dit « surpris par la réaction des marchés financiers, qui surévaluent les chances d'aboutir de ces plaintes ». Inouï mais pas forcément faux... Le scandale du Mediator surprend tout le monde, semble-t-il, les Français ont la mémoire courte ; ils ne sont pas les seuls.

Bayer a survécu. En 2001, il rachète Aventis CropScience pour 7,25 milliards d'euros et se place ainsi dans le peloton de tête mondial des activités phytosanitaires. En 2002, l'action Bayer est cotée à la bourse de New York, première place financière mondiale. Objectif visé : accroître l'intérêt des investisseurs et des fonds d'investissement américains pour l'action Bayer. En 2007, son chiffre d'affaires est de 8 217 milliards d'euros, soit 22 % d'augmentation par rapport à l'année précédente. En octobre 2008, Bayer inaugure la plus grande installation de production de MDI (plante Methylène Diparaphénylène Isocyanate)[78] au monde sur le site de Shanghai.

En mai 2009, Bayer Schering Pharma inaugure son site à Eurasanté à Loos, près de Lille. La valeur de l'action est de 57,18 euros le 18 février 2011.

L'affaire Sesam Doc

Le 20 décembre 1998, Bayer joue au Père Noël pour faire avaler ses « pilules ». Dès 1998, le site de *Prescrire* et *Le Canard enchaîné* dénonçaient les pratiques du laboratoire qui, entre autres, proposait un coffret « L'informatique facile » contenant un logiciel d'une valeur de 10 000 francs, contre la prescription du Staltor par les médecins à au moins 20 patients. Comme une disposition de la loi de 1993 stipulait que le fisc et les tribunaux pouvaient tolérer les cadeaux d'une « valeur négligeable », c'est-à-dire inférieure à 200 francs, le prix du logiciel chuta à 180 francs pour le laboratoire, grâce à un accord « spécial » passé avec le fabricant. Mais le Conseil de l'Ordre n'ayant point été averti de l'opération, les protagonistes durent faire fondre le prix public du logiciel et le baisser pour les médecins refusant le cadeau Bayer.

Comme plusieurs livres traitent du sujet[79], je m'arrêterai là sur le traitement de l'hypercholestérolémie, non sans rappeler

78. MDI : matière première utilisée principalement pour les mousses rigides de polynréthane conçues comme matériau d'isolation dans les industries de la réfrigération et la construction.

79. LORGERIL (Dr Michel de), *Cholestérol, mensonges et propagande*, Vergèze, Éditions Thierry Souccar, 2008.

que le nombre de candidats aux statines a considérablement augmenté quand les chiffres de cholestérol normal ont été revus à la baisse (comme les chiffres de tension artérielle ou de glycémie). Vive les traitements préventifs et les inventeurs de maladies créées pour les poches des labos mais pas pour la Sécurité sociale ni la sécurité des patients.

Les deux meilleurs moyens de prévention des accidents cardiovasculaires restent l'hygiène de vie et le régime méditerranéen. Mais il n'y a pas que les maladies métaboliques que l'on invente ou que l'on multiplie, les psychotropes et les pseudo-maladies mentales connaissent un franc succès et sont très rentables.

LORGERIL (Dr Michel de), *Dites à votre médecin que votre cholestérol est innocent, il vous soignera sans médicaments*, Vergèze, Éditions Thierry Souccar, 2007.

Voir également le site du Dr Lorgeril, cardiologue et chercheur au CNRS.

CHAPITRE V

Planète terre : asile pour malades mentaux. Psychotropes et autres antidépresseurs

Mickey Smith a rassemblé sa pharmacopée du bonheur[80]. Dans son livre, *A Social History of the Minor Tranquilizers: The Quest for Small Comfort in the Age of Anxiety*, les surnoms des médicaments cités dans les journaux de l'époque sont le symbole de la nouvelle approche de la médecine psychique à partir des années cinquante : *médicament magique* (*Times*, 1954), *aspirine de l'âme* (*Changing Times*, 1956), *pilule du bonheur* (*Newsweek*, 1956), *laxatifs mentaux* (*Nation*, 1956), *pilules du je-m'en-foutisme, bien-être encapsulé ou bains turcs en cachets*, etc.

De nouveaux antidépresseurs, en général à effet stimulant, apparaissent tous les jours sur le marché et le nombre des prescriptions a fait un bond phénoménal (+ 300 % entre 1975 et 1984). Le mythe du médicament roi est particulièrement

80. New York, Pharmaceutical Products Press, 1991. (Histoire sociale des anxiolytiques.)

développé dans ce secteur de la médecine. Il suffit de tomber sur un médecin qui aura intériorisé l'impérative nécessité de vous prescrire des médicaments, convaincu de leur toute-puissance. Vous lui rendez visite parce que vous êtes fatigué (normal, vous avez trois enfants en bas âge), vous avez un coup de blues (normal, vous avez raté une promotion), vous êtes triste (normal, vous avez perdu un être cher). Pourtant cette consultation risque de vous transformer pour des années, voire à vie, en malade mental, et de vous faire figurer dans le célèbre DSM-III[81]. En 1952, l'Association américaine de psychiatrie[82] publie la première édition du *Manuel diagnostique et statistique des maladies mentales*. Une révolution.

Le premier manuel DSM-I

Après la mort de Freud, les psychiatres qui l'ont renié renouèrent avec des théories vieilles d'un siècle, celles du fondateur de la psychiatrie prétendument « scientifique », Wilhelm Griesinger. En 1865, dans son manuel des maladies mentales, ce dernier vise à démontrer que les maladies mentales « sont une maladie du cerveau ». Emil Kraepelin[83], 40 ans plus tard, cherche « les processus morbides sous-jacents » aux maladies mentales pour prouver que « les troubles psychiatriques résultent exclusivement de causes biologiques et

81. *Diagnostic and Statistical Manual of Mental Disorders*, communément nommé DSM et suivi de son numéro d'édition : DSM-I en 1952, DSM-II en 1968, DSM-III en 1980, DSM-IV en 1996.

82. American Psychiatric Association ou APA.

83. Kraepelin (Emil), *Lectures on Clinical Psychiatry*, New York, Wm. Wood & Co., 1904.

héréditaires ». Tiens ! Cela ne vous rappelle-t-il pas quelque chose ? Une position qui lui vaudra d'être considéré, d'après Christopher Lane[84], comme le père de la psychiatrie moderne, après avoir connu une longue traversée du désert de 50 ans au moins car la première moitié du XXe siècle fut dominée par l'œuvre de Freud.

En 1952, la chlorpromazine est découverte, elle est le premier médicament antipsychotique ayant des effets antidépresseurs. La brèche contre la psychanalyse, Freud, ses théories, ses disciples, est ouverte. La négation viendra plus tard. La psychanalyse ne rapporte qu'à celui qui la pratique, les médicaments sont tout de même une autre source de revenus. Le Collegium Internationale Neuropsychopharmacologium se crée dans les années cinquante. Qui paie les congrès ? Geigy, Roche, Sandoz, etc. Les antidépresseurs se répandent dans les asiles d'aliénés, et les labos engrangent les bénéfices. La France est championne du monde de la consommation des psychotropes, elle en produit de plus en plus chaque année et la Sécurité sociale paie. Il fallut tout de même avoir de l'imagination pour transformer le plomb en or, celle de Faust, le psychiatre américain Robert Spitzer. Il dirige le groupe de travail de l'APA sur la classification des maladies mentales, il est donc le père symbolique de ces changements de terminologie qui vont aboutir à de nouvelles thérapies et à des prescriptions à gogo. Notre conception de la vie en est modifiée, on est malade à cause de mystérieux troubles organiques et non parce qu'on est mal logé ou au chômage. Une petite

84. LANE (Christopher), *Comment la psychiatrie et l'industrie pharmaceutique ont médicalisé nos émotions*, traduit de l'anglais par François Boisivon, Paris, Flammarion, coll. « La Bibliothèque du savoir », 2009.

pilule et au suivant ! L'explication biologique est commode et justifie le racisme, l'exclusion, etc. Les Américains de 1960 étaient des précurseurs et avaient déjà compris que sociobiologie rimait avec néolibéralisme.

Les laboratoires plaquèrent un traitement médicamenteux sur chaque petit trouble de la vie quotidienne. Il ne restait alors plus qu'à confier aux psychiatres leur nouvelle bible, le DSM-III (puis IV), lors de congrès bien arrosés, transformant ainsi la planète en terre d'asile pour malades mentaux.

Si 7 millions de Français prennent tous les jours leur petite statine qui leur donne mal aux muscles, au moins un quart de la population, soit plus de 20 millions de Français, mangent leurs petits psychotropes, qui augmentent le risque d'accident de voiture et l'agressivité[85]. L'efficacité de la publicité, de la perversion créatrice de certains psychiatres et des laboratoires pharmaceutiques, le caractère malléable de l'âme humaine et la domination de la pensée unique ne cessent de me fasciner. Le fascisme ordinaire n'est jamais loin. Le premier DSM publié en 1952 diagnostique 60 pathologies différentes, et distingue deux grandes familles, les psychoses et les névroses, « formes d'exagération d'un état normal ». On insiste sur la dynamique, le sens et l'intensité des troubles. L'origine relève d'un conflit intrapsychique.

---

85. Mura (P.), Chatelain (C.) *et al.*, « Use of drugs of abuse in less than 30 years old drivers killed in a road crash in France: A spectacular increase for cannabis cocaine and amphetamines », *Forensic Science International*, vol. CLX, n°s 2-3, 2006, pp. 168-172.
50 % des médicaments altèrent les facultés au volant, 10 % des accidentés de la route ont un psychotrope dans le sang. Toute molécule qui a des effets sédatifs multiplie le risque d'accidents de deux à cinq fois.

La deuxième édition de 1968 diagnostique 145 pathologies. Elles sont l'objet de nombreuses controverses, dont celle de la nature pathologique de l'homosexualité, retirée du manuel en 1973, après trois années de combats menés par les associations.

Rupture radicale avec le DSM-III purement empirique, détaché des théories psychanalytiques. Le système de classification vise à ramener les pathologies psychiatriques aux pathologies somatiques. Il repose sur un modèle biomédical. Il évacue toute considération sur l'étiologie des troubles psychiatriques. La différenciation classique névrose *versus* psychose s'estompe, l'hystérie est démantelée ; de nouveaux diagnostics apparaissent : l'état de stress post-traumatique, le trouble de la personnalité multiple et 400 autres. Les catégories sont définies selon des critères quantitatifs afin d'augmenter la fiabilité du diagnostic et sa reproductibilité et surtout de permettre des essais cliniques. La statistique est devenue une caution indispensable. Approche largement contestée par les psychiatres et psychologues cliniciens, mais ces derniers n'ont pas la parole. Quant aux psychologues, ils ne prescrivent pas et ne méritent pas d'exister dans notre société de consommation[86]. La quatrième édition est publiée en 1994 et reconnaît 410 troubles psychiatriques.

Le DSM est donc passé de 60 pathologies définies en 1952 à 410 troubles dans la version de 1994, la manipulation à visée marchande est évidente. Les fiches diagnostiques référencées dans le DSM décrivent des centaines de pathologies psychiques dont les bases ne reposent sur aucune preuve médicale mais dont l'existence est... votée à main levée lors

86. Le DSM-IV est en passe d'être remplacé par le DSM-V à paraître en mai 2013.

de réunions professionnelles dites de « consensus ». Pour ce courant de la psychiatrie « neurobiologique », la valeur d'un enfant et son rôle à venir dans la société sont déterminés par des processus biochimiques ayant pour siège le cerveau. La psychologie n'est plus de mise.

On ne parle plus de « réaction schizophrénique » mais de schizophrénie, comme l'explique Christopher Lane, passer d'une facette de la personnalité à une affection permanente innée et dont on ne pourra sortir est très dangereux. De même, en matière de névrose, une réaction anxieuse deviendra un trouble anxieux d'allure plus permanente comme la « phobie sociale », plus grave et plus définitive. La logique marchande doit trouver une maladie pour chaque molécule, donc inventer une pathologie pour chaque pilule et la psychiatrie fait merveille : elle médicalise la timidité, la peur de parler en public ou d'aller dans des toilettes publiques, l'agitation, la mauvaise humeur pendant les règles, la ménopause, la diminution de la fonction érectile masculine avec l'âge... Bref, vous le savez bien, ne plus vieillir, être toujours en forme, de bonne humeur, serein, affable, etc., mais pas trop non plus, tels sont les codes de la vie moderne. Et si vous n'y parvenez pas, vous n'êtes pas normal, et donc un malade mental ; avant, vous auriez dit que vous étiez « mal dans votre peau en ce moment » vous seriez passé à autre chose, à présent, vous êtes condamné à l'asile, enfin l'asile chimique... Tout cela ne serait tragique que pour notre Sécurité sociale si ces médicaments n'étaient pas dangereux, voire très dangereux. Cette dérive ne menace pas que les adultes. Les enfants sont les premiers visés, terrible ironie du sort, car ces petites pilules apparemment anodines censées les calmer ou les aider à se concentrer à l'école les transforment en drogués. Ils sont conditionnés pour leur vie entière. Les parents croient bien faire et le médecin mal informé aussi. Les laboratoires savent ce qu'ils font, tout va bien dans le meilleur des mondes.

Le drame de la Ritaline (méthylphénidate), ce poison qui les tue

Avez-vous un enfant agité, qui n'arrive pas à se concentrer en classe et dissipe les autres élèves ? Vous allez vite recevoir l'ordre de vous rendre chez votre médecin ou mieux un psychiatre spécialiste de l'hyperactivité. Beaucoup de professeurs ont pris l'habitude d'inciter les parents à prendre rendez-vous quand ce n'est pas une injonction. Une consultation qui conditionne aux USA le paiement des aides accordées par l'État. Autrefois on aurait dit de cet enfant : « C'est un garçon ! Laissez-le escalader les murs » ; vous auriez trouvé des activités adaptées à son âge, à ses besoins, comme se dépenser le week-end, passer des heures à marcher, jouer au ballon avec les copains après l'école. Oui mais voilà, plus de campagnes ni de bois, mais des villes bruyantes pleines de dangers, laissant comme seul refuge la maison, et la télé pour se divertir, en attendant le retour des parents fatigués, pressés d'envoyer leurs chers bambins tant désirés se coucher. Pour remplacer promenades en forêt et parties de foot, le syndrome d'hyperactivité est arrivé et la Ritaline[87], qui aurait un effet pacifiant. La maîtresse débordée, noyée dans ses soucis professionnels et personnels et les parents ont ainsi la paix. La Ritaline, stimulant du système nerveux central est pharmacologiquement proche des amphétamines. Il est utilisé pour traiter des « troubles déficitaires de l'attention avec hyperactivité » (THADA),

87. Nom commercial du méthylphénidate ou MPH.

une invention du DMS[88] chez les enfants. L'Association américaine de psychiatrie a créé, en 1980, le désordre de déficit d'attention puis le syndrome d'hyperactivité sur des critères de comportements subjectifs, en somme cette maladie n'existe pas. Le THADA toucherait 5 à 10 % des enfants. L'enfant impuissant ne peut manifester d'opposition à ses parents, car à la moindre velléité, le psychiatre affirmera qu'il souffre de « trouble oppositionnel avec provocation » (TOP). Dans le DSM-IV, le moindre mouvement d'humeur peut être catalogué comme pathologique.

Près de 8 millions d'écoliers, de collégiens et de lycéens de 3 à 20 ans prennent aux États-Unis des antidépresseurs ou des calmants, notamment de la Ritaline. Les psychiatres et les laboratoires n'ont cessé de promouvoir ce médicament. En Europe, nous n'arrivons pas à de tels chiffres, mais ils progressent. En Suisse, l'Office fédéral de la santé publique (OFSP) a chargé le pharmacien du canton de Neuchâtel de répertorier toutes les prescriptions de méthylphénidate destinées à ses patients entre 1996 et 2000. Cette étude, publiée dans le dernier bulletin de l'OFSP, montre que l'utilisation de la Ritaline a fortement augmenté ces dernières années. La quantité annuelle totale y est passée de 224 grammes à 1,769 kilo, soit une progression de 690 %. Quant au nombre de patients pour lesquels ce médicament a été prescrit au moins une fois, il est passé de 76 à 433, ce qui représente une augmentation de 470 %. En France 7 000 à 10 000 enfants seraient sous Ritaline : un nombre approximatif car dans notre nation,

88. Diagnostic Medical Systems (DMS). Le choix de sigles impossibles est une technique utilisée pour convaincre les patients, en l'occurrence les parents, que l'affection est sérieuse et donc nécessite une petite pilule…

transparence se conjugue avec espérance… La tentative de l'Inserm[89] en février 2011 d'imposer un dépistage systématique des troubles comportementaux des jeunes enfants dès la maternelle, suivi de leur traitement médicamenteux « pour résoudre le problème social de la délinquance » a heureusement été avortée grâce au collectif[90] « Pas de zéro de conduite pour les enfants de trois ans ». Il a fallu une pétition sur Internet (196 348 signatures au 28 février 2011) toujours en ligne (soyons vigilants) pour faire échouer le projet qui préconisait un dépistage du syndrome d'hyperactivité dès l'âge de 36 mois. Les laboratoires poussent justement à la consommation et cherchent à envahir l'Europe. Est-ce une coïncidence ? Ce projet reporté soulève de graves inquiétudes en France quant au respect de nos enfants et donc des droits de l'homme.

Les témoignages sur Internet sont nombreux : « J'ai 56 ans et à partir de 3 ans, mes parents m'ont emmené chez le psychiatre à cause de mon comportement agressif, mes crises de larmes, et mes mauvaises notes à l'école. Je n'avais pas d'amis et à la sortie des classes, je m'enfuyais en courant, car les autres enfants voulaient me casser la figure. J'étais apparemment insupportable. J'ai donc eu droit aux psychiatres, aux médicaments ; le résultat fut qu'à 8 ans j'ai voulu tuer ma sœur d'un coup de marteau. […] À 17 ans, j'ai vécu 3 ans en hôpital psychiatrique pour me « désintoxiquer » en 25 cures : camisole réelle et camisole chimique n'ont pas réussi à me calmer, si ce n'est de courts instants en m'abrutissant […] Ciba-Geigy, filiale

89. Institut national de la santé et de la recherche médicale.

90. Appel en réponse à l'expertise Inserm sur le trouble des conduites chez l'enfant, www.pasde0deconduite.org/appel/

de Novartis, a multiplié ses ventes de Ritaline par 1 000 ces dernières années [...] Maintenant je vais bien et je le dois à des gens qui ont su me comprendre et non à des psychiatres qui ne font que se remplir les poches en accord avec les sociétés qui fabriquent ces médicaments. »[91]

La Ritaline a de graves effets secondaires : « amphétamine-like », (insomnie, dépendance, dépression...) qui incitent à prendre de nouveaux traitements tels les somnifères. Elle peut conduire à des phénomènes d'accoutumance et provoquer des lésions graves, notamment des accidents cardiaques, des automutilations, des tentatives de suicide et des passages à l'acte. Le méthylphénidate figure dans la liste officielle des substances prohibées du Code mondial antidopage. Le Modiodal, autre substance en cours d'étude et susceptible d'être utilisée chez les enfants, est l'excitant employé par des soldats de la Légion étrangère lors de missions particulièrement longues et fatigantes. Il est curieux de saouler les auditeurs et téléspectateurs avec les dépistages antidopage des cyclistes ou autres professionnels majeurs qui ne risquent que leurs propres vies, et de droguer par ailleurs nos enfants mineurs, victimes passives du marketing. La Ritaline est classée comme stupéfiant dans le Compendium suisse des médicaments et considérée plus puissante que la cocaïne[92]. Le rapport du pédiatre Fred Baughman[93], membre de l'Académie américaine de neurologie et expert des troubles psychiques infanto-juvéniles, est particulièrement alarmant en novembre 2001

91. Jean-Sylvestre, mensongePsy.com

92. Source : *Le Journal de l'Association médicale américaine* (*JAMA*).

93. Rapport intitulé : *Procès du diagnostic et du traitement du TDAH et des troubles associés et de leurs traitements par des stimulants.*

à l'Assemblée parlementaire du Conseil de l'Europe : « Les enfants dont je vais vous parler ne sont plus hyperactifs ou inattentifs, ils sont morts [...] Morts de quoi ? Du traitement par la Ritaline que leurs parents étaient contraints, par les services sanitaires des écoles, de leur administrer, sous prétexte qu'ils étaient hyperactifs. »[94]

Alertée par la multiplication des suicides chez les jeunes traités par des psychotropes, la Food and Drug Administration a ordonné en 2005 aux laboratoires de mentionner sur leurs emballages des avertissements répertoriant les risques. De nombreuses associations de parents et des professionnels de la santé protestent avec de plus en plus de virulence contre cette médicalisation des problèmes scolaires. Appuyés par le puissant lobby de l'Église de scientologie, et les organisations noires dont les enfants étaient les premiers touchés par le phénomène[95], les opposants ont fini par obtenir gain de cause. Mais les Américains partisans de la médicalisation infantile à outrance n'ont pas désarmé : la commission sur la santé mentale vient de rendre au président un rapport dans lequel elle recommande la mise en place d'un gigantesque programme de diagnostic psychologique de tous les enfants américains en âge scolaire, de la maternelle au lycée. Un projet inquiétant qui ressemble à celui qu'a l'Inserm français de dépister des troubles psychiques dès l'âge de trois ans.

---

94. Cité dans le livre de VICAN (Pierre), *Nos enfants, cobayes de la psychiatrie ? Enquête sur la médicalisation des problèmes de l'enfance*, Paris, Anagramme, mars 2006.

95. Plus que d'autres, les enfants pauvres reçoivent des injonctions à consulter les psychiatres et se retrouvent sous Ritaline beaucoup plus que les enfants de classe aisée.

Les antidépresseurs

5,5 % des Français prennent des antidépresseurs. Ces médicaments chez certains patients et sous surveillance stricte sont parfois nécessaires. Mais des généralistes, des internistes, des cancérologues et d'autres en abusent ; un simple état de fatigue ne justifie pas leur prescription. Médecins comme patients ne doivent jamais oublier que ces médicaments sont des drogues avec des effets secondaires parfois graves, voire dramatiques. La polémique sur la responsabilité des antidépresseurs dans certains actes de violence a déjà fait rage aux États-Unis. Existe-t-il un rapport entre les violences ou les tueries inexpliquées dans certaines écoles et la prescription de psychotropes aux élèves ? Y a-t-il un lien avec le suicide d'un petit de neuf ans ? Nombre de psychiatres au moins aux États-Unis pensent que l'usage des psychotropes mais aussi leur arrêt brutal (à prohiber) sont très probablement à l'origine des tueries scolaires inaugurées par celle de Colombine, où un adolescent tua plus de 10 collégiens. Pensez à ce fait divers qui devrait nous faire réfléchir car s'il est présenté comme isolé, il ne l'est pourtant pas : un médecin exténué de la Roche-sur-Yon s'est suicidé en mai 2010 après avoir tué sa femme et ses quatre enfants. Le rôle du Zoloft qu'il absorbait pour tenir a été évoqué. Le Zoloft est un antidépresseur de deuxième génération, comme le Prozac ou le Deroxat. Il est utilisé couramment. Ces médicaments apparus dans les années quatre-vingt sont bien tolérés et d'un maniement facile, contrairement aux traitements de première génération. Ils ont peu d'effets indésirables (tremblements, sécheresse de la bouche) et « prescrire ces médicaments, c'est la solution de facilité. Ils ne sont pas chers et remboursés. Dans le contexte actuel, on ne peut pas donner à tout le monde une ordonnance avec 50 euros d'oligo-éléments non remboursables », note Serge Rafal, spécialisé dans les médecines douces. D'autres médecins avouent sur Internet qu'il est facile de prescrire, quand on est pressé en fin de soirée, une petite pilule pour éviter un suicide... Mais le cercle vicieux est enclenché et le suicide pas forcément évité, voire provoqué ou facilité par la petite pilule. Ces médicaments sont dangereux. L'observatoire français de drogues et toxicomanies publie sur son site[96] les chiffres suivants : « 8,9 millions d'usagers occasionnels et 3,8 millions de réguliers sur la population française de 12 à 75 ans. À 14-15 ans, l'expérimentation de médicaments psychotropes se révèle déjà élevée puisque 20 % des adolescents déclarent en avoir consommé au moins une fois au cours de leur vie. Les principaux types de médicaments consommés durant l'année sont les anxiolytiques (7 %), les somnifères (7 %) et les antidépresseurs (6 %). Si globalement toutes les consommations augmentent avec l'âge, seuls les somnifères croissent continûment jusqu'à 75 ans, les deux autres classes thérapeutiques connaissant un recul au-delà de 55 ans. » Ces chiffres sont effarants et, comme on pouvait s'y attendre, la France est en tête des consommateurs. Chez les adolescents âgés de 16 ans, la consommation de tranquillisants et somnifères place la France parmi les tout premiers pays européens : avec 13 % des jeunes élèves français qui déclarent au moins un usage de médicaments psychotropes sans ordonnance, elle occupe ainsi la troisième place du classement derrière la Pologne

96. Dernière mise à jour en décembre 2009.

et la Lituanie. Est-ce l'effet parental ou celui de la Sécurité sociale ?

La banalisation de la prise de ces médicaments fait oublier leur risque potentiel. Nous les prenons comme nous mangeons du fromage en fin de repas et nos médecins nous les prescrivent sous la pression de l'industrie qui fait bien son travail en matière de communication : dans la publicité de juillet 2000 sur le Paxil, un équivalent du Deroxat[97], un individu dit en avalant le médicament : « Oui, je peux. » (« *Yes, I can.* ») Ce slogan repris pour la dernière campagne présidentielle américaine avait été inventé par les publicitaires des labos. D'autres affiches montrent un patient guéri : « Je peux me projeter dans l'avenir, je peux me sentir en paix, je peux goûter au succès. »

Pour vendre, il faut susciter le besoin. Comme pour les risques du cholestérol, le public est d'abord mis en condition par campagne de dépistage des troubles anxieux, organisée par deux associations à but (prétendument) non lucratif, financée en coulisse par le fabricant. Puis arrive la campagne de lancement et 30 millions de dollars supplémentaires de publicité avec spots télévisés et people à la mode. Le laboratoire SmithKline paie rubis sur l'ongle une star des shows télévisés pour jouer le rôle d'un patient souffrant d'une timidité congénitale et guéri grâce au médicament miracle, puisqu'il peut à présent faire de la télévision. Les frais de lancement sont élevés mais les bénéfices à la hauteur. Manipulation, propagande, intériorisation progressive du besoin. Le scénario est au point, emprisonnant patients et médecins. Lobotomisés,

97. *American Journal of Psychiatry*, vol. CLVII, 2000.

nous demandons tous du Paxil. Mais ces médicaments sont le plus souvent inutiles et toujours dangereux. Le risque est établi scientifiquement. À titre d'exemple chez certains, le Prozac (fluoxétine) a des effets semblables à ceux de la cocaïne sur la sérotonine du cerveau avec un profil similaire aux amphétamines[98], l'équivalent du « speed » d'autrefois, expliquant l'agressivité envers soi-même et les autres.

Une étude[99] américaine de grande ampleur a été menée pendant 9 ans sur plus de 20 000 enfants et adolescents (entre 10 et 18 ans) traités pour dépression et hospitalisés pour suicide ou tentative de suicide pendant la première année de traitement. Les auteurs ont noté 266 tentatives et 3 suicides, soit 27,04 % d'actes à visée suicidaire pour 1 000 personnes dans l'année. Il n'a été noté aucune différence de risque entre la fluoxétine (Prozac), le citalopram (Seropram), la fluvoxamine (Floxyfral), la paroxetine (Deroxat) ou la sertraline (Zoloft). Selon l'étude, les anciens antidépresseurs tricycliques avaient les mêmes risques. Les auteurs ont incité la FDA à inclure tous les antidépresseurs dans le « *black box warning* »[100], c'est-à-dire à mettre sur les boîtes de médicaments d'antidépresseurs le label noir témoin de la dangerosité du produit. Un avertissement qui n'est pas très utile comme le prouve un rapport de S. H. Busch[101].

---

98. Dossier d'AMM du Prozac à la FDA.

99. Schneeweiss (S.) *et al.*, « Comparative safety of antidepressant agents for children and adolescents regarding suicidal acts », Pediatrics, vol. CXXV, n° 5, mai 2010, pp. 1064-1065.

100. Avertissement noir sur la boîte entouré d'un épais cadre noir pour avertir du danger.

101. Busch (Susan H.) *et al.*, « Antidepressants and suicide risk: How did specific information in FDA safety warnings affect treatment

En France, la fluoxétine (Prozac) est prescrite à des enfants de plus de huit ans pour boulimie ou dépression ; la notice ne cite pas le risque de suicide. Les effets indésirables répertoriés par Ratiopharm le fabricant sont plus anodins : troubles digestifs et du sommeil, agitation, anxiété, difficulté à uriner, écoulement de lait par le mamelon, troubles sexuels, bâillements, chute de cheveux, troubles de la vision, transpiration excessive, hypotension orthostatique, pharyngite, essoufflement. Ils sont tout de même suffisamment nombreux pour que ce médicament majeur ne passe pas pour une simple pilule du bonheur. Il ne s'agit pas de jeter tous les antidépresseurs à la poubelle mais d'être vigilants et d'avoir un œil critique sur leur prescription actuellement trop laxiste. Il faut les réserver aux vraies maladies et non à toutes les maladies inventées (mauvaise humeur pendant les règles, peur de parler en public ou d'aller aux toilettes, d'entrer dans une boutique, peur d'avoir des angoisses, absence d'envie de dépenser de l'argent, etc.). Elles sont multipliables et multipliées à l'infini. Seuls les laboratoires et leurs supporters grassement rémunérés sont les gagnants de ce jeu morbide. Est-il bien raisonnable de prendre des risques pour des règles douloureuses que les femmes ont supportées depuis l'apparition de l'espèce humaine et qu'un bon antalgique suffit à calmer ? Est-il bien raisonnable de droguer un enfant atteint de « boulimie », ne faut-il pas chercher la cause profonde de son mal-être en étant à son écoute, lui trouver un sport qui le défoule et le passionne, tout en s'appuyant sur des professionnels si besoin ?

---

patterns? », *Psychiatric Services, A Journal of the American Psychiatric Association*, n° 61, 2010, pp. 11-16.

Les conséquences dramatiques et judiciaires

Les actions en justice contre l'antidépresseur Paxil-Deroxat

Juin 2001, SmithKline Beecham[102] (devenu GSK) est condamnée à verser 6,8 millions de dollars à la famille de Don Shell. Le mari, sous Deroxat, a tué sa femme, sa fille et sa petite-fille avant de se suicider. Le jury estime que l'antidépresseur est responsable à 80 % de cet acte et que la mise en garde est insuffisante. En 2004, la firme est condamnée pour avoir dissimulé le rapport évident entre la prise de Deroxat et l'apparition de pensées suicidaires. Le 14 décembre 2009, l'agence Reuters, à Londres, informe que Glaxo aurait payé près d'un milliard de dollars pour que les victimes de tentatives de suicide mettent un terme aux poursuites entamées contre Paxil. Cette somme n'englobe pas les plaintes pour malformations congénitales dues aux prises de Paxil pendant la grossesse. Plus d'un milliard de dollars supplémentaire ont été dépensés pour régler quelques 800 cas de malformations congénitales. Un juge du comté de Madison a approuvé un règlement de 63,8 millions de dollars

---

102. En 2000, SmithKline Beecham a fusionné avec Glaxo pour donner GSK, dont le chiffre d'affaires en 2007 est de 30,4 milliards d'euros.
En février 2011, GSK Finance publie des ventes en retrait de 1 % pour l'année 2010 à 28,40 milliards de livres anglaises. Ce 27 mars 2011, l'action est en hausse de 1,21 % car la FDA a autorisé un nouvel anticorps monoclonal, le Benlysta, que GSK espère disponible pour les patients dans deux semaines !

dans un recours collectif[103] contre Glaxo SmithKline, qui a promu le médicament chez les enfants tout en dissimulant ses dangers. Frais d'avocats et coûts des médicaments seront remboursés par le laboratoire.

Une révolution juridique en matière de médicaments : l'usage de la loi antimafia, dite loi RICO[104], contre une nouvelle star de la psychose, le Zyprexa (olanzapine) et son fabricant le laboratoire Eli Lilly

Le Zyprexa, antipsychotique à la mode qualifié d'« atypique » en raison de ses effets secondaires moindres sur la vigilance, est prescrit dans les troubles liés à la schizophrénie et aux maniaco-dépressifs. L'élargissement du cadre des diagnostics et donc des traitements étant une pratique habituelle, le laboratoire a lancé en 2000 un essai randomisé pour la prévention de la psychose avec l'université de Yale pourtant célèbre pour son sérieux. Le libellé de l'essai thérapeutique est le suivant : « Prescrire le Zyprexa à des groupes de patients jeunes, sans psychose déclarée, et comparer les résultats avec ceux d'un groupe placebo. » Suite à la forte réprobation de la profession devant cet essai non éthique, il fut stoppé rapidement. Le nouveau neuroleptique se vend 10 fois plus cher que

103. Action de groupe dite « *class action* » non disponible encore en France mais pour lesquelles associations et parlementaires se battent.

104. La loi RICO : the Racketeer Influenced and Corrupt Organizations Act. Cette loi a été promulguée dans les années soixante-dix, afin de créer un outil juridique capable d'instruire et de réprimer toutes les dimensions du crime orchestré et perpétré par des organisations de malfaiteurs telle la mafia.

les précédents et les patients prennent du poids, parfois jusqu'à 50 kilos en une année. Il s'avère que le Zyprexa est à l'origine d'obésités monstrueuses chez les malades traités, transformant les services de psychiatrie en services d'obèses. Le laboratoire nie[105] d'abord la responsabilité de son médicament, allant jusqu'à prétendre que « le diabète est plus fréquent chez les schizophrènes et les maniaco-dépressifs ». Mais les scandales explosent et se multiplient. Des patients et des associations se révoltent : « Ils persistent et signent, les labos. Le Zyprexa, que les psys m'ont prescrit dans le passé, est sur la sellette. 28 000 Américains ont déjà porté plainte contre Eli Lilly. Leur médicament phare, qui rapporte 4,2 milliards de dollars par an, avait provoqué diabète et obésité. Ils avaient dissimulé les résultats des tests cliniques qui montraient ces « effets indésirables ». Près de 20 millions de personnes dans le monde en ont pris ou en prennent. Le marché de la « schizophrénie » est énorme et captif : les malades sont condamnés, des années durant, à avaler leurs petites pilules[106]. »

Pour Eli Lilly, c'est mieux qu'une niche, le dossier de presse du laboratoire américain note que la schizophrénie

---

105. Dès novembre 1999, dans un courriel interne, le Dr Breier, directeur médical d'Eli Lilly, écrit : « Le gain de poids et l'hyperglycémie associés à l'olanzapine sont des menaces majeures pour le succès à long terme de cette molécule d'une importance capitale. Selon le *New York Times*, les documents publiés sont remplis de références réclamant que les interrogations sur le diabète et l'obésité ne fassent pas souffrir les ventes. » L'Association américaine des diabétiques et des diabétologues s'inquiète dès 1996 de l'augmentation de la glycémie chez les patients sous Zyprexa.

106. http://nantes.indymedia.org

est une affection chronique touchant 1 % de la population mondiale... En France, près de 600 000 personnes en seraient affectées[107]. Certains veulent lancer une action collective invitant les malades à envoyer leurs témoignages sur cyniques@gmail.com en attendant l'autorisation en France de plaider en justice sous forme de *class action*[108]. Ce scandale a fait grand bruit aux États-Unis et je m'étonne du silence médiatique en France. En 2005, Lilly verse 700 millions de dollars de dommages et intérêts à 8 000 patients rendus malades par le Zyprexa. Le 5 janvier 2007, le laboratoire accepte le paiement de 500 millions de dollars pour mettre fin à une cascade de 18 000 accusations. La firme, privilégiant le règlement amiable, avait obtenu une clause de confidentialité des plaignants. Mais un avocat spécialiste de la défense des malades mentaux, James Gottstein, brise la loi du silence et transmet fin 2006 au *New York Times* des milliers de pages de documents internes que Lilly voulait garder secrètes.

En octobre 2008, Eli Lilly verse 62 millions de dollars à 33 États américains au nom des lois de la protection des consommateurs, le juge Weinstein en charge du recours collectif en justice contre Eli Lilly utilise la loi RICO. Il

---

107. *Ibid.*

108. « Nous souhaitons avoir le témoignage de malades ayant été mis sous ce traitement à l'hôpital, il y a plus de 10 ans, avant la commercialisation en pharmacie et ayant leur dossier médical complet. En effet, cette procédure collective pourra aboutir seulement si les patients souffrent d'effets secondaires connus du laboratoire Lilly mais ne figurant pas sur la notice du Zyprexa au début de la commercialisation du produit dans les pharmacies françaises. »

estime l'ensemble des dommages qu'Eli Lilly aurait à payer entre 4 milliards et 7,7 milliards de dollars. Il autorise également la plainte déposée par les tiers impliqués dans le commerce du Zyprexa, et notamment les actionnaires, les fonds de pension, les syndicats et les assureurs, qui estiment avoir été délibérément induits en erreur par Eli Lilly. Le médicament a été surfacturé, le reproche principal porte sur la rétention d'informations et sur la désinformation pratiquées délibérément par Lilly.

En septembre 2008, l'État fédéral, les assureurs et les actionnaires intentent un procès à Lilly selon la loi RICO ; le compte rendu du jugement fédéral du 18 juillet 2008 ne mâche pas ses mots. Mais le juge conclut que le droit et la justice ne peuvent que corriger en partie les défauts de notre système de santé[109]. À la suite du scandale du Mediator, l'Agence du médicament rend publique le 31 janvier 2011 une liste des 77 médicaments sous surveillance particulière : le Zyprexa (ou zypadhera) en fait partie, enfin.

Nous ne pouvons comprendre cette vague d'effets secondaires tolérés pendant des années par les autorités sanitaires de nombreux pays, si nous occultons l'argent. En matière de schizophrénie par exemple, les antipsychotiques de deuxième génération ne sont pas plus efficaces que les anciens, selon le professeur Shôn Lewis, et leur coût est 10 fois plus élevé. Ils ne représentent pas la grande percée dans le traitement de la schizophrénie que l'on a espérée[110].

---

109. « A mass tort law can exercise only a small part in correcting deficiencies in our health system. »
110. Archives of General Psychiatry, novembre 2006.

Le Zyprexa génère un chiffre d'affaires annuel de l'ordre de 4,2 milliards de dollars par an. Le laboratoire a tout intérêt à payer des condamnations plutôt que d'arrêter sa commercialisation. Ces peines n'entraînent qu'une baisse transitoire de l'action et ensuite le rythme reprend.

Chapitre VI

Le Vioxx et les inhibiteurs de Cox-2 (les coxibs)[111] : une catastrophe sanitaire majeure dont l'histoire n'est sûrement pas terminée...

Septembre 2004 : la bombe du Vioxx ébranle l'industrie pharmaceutique, Merck retire son blockbuster qui lui rapportait deux milliards de dollars chaque année.

Avec son arrivée en fanfare sur la place publique à l'occasion des procès, les 160 000 victimes de crises cardiaques et attaques cérébrales, 40 000 morts aux États-Unis et au moins 60 000 dans le monde à la date de 2011, le scandale du Vioxx a révélé qu'il n'était pas le fruit du hasard mais bien la conséquence d'un système opaque d'autorisation de mise sur le marché, dont le souci principal n'est pas la sécurité du patient mais bien la création d'un blockbuster au même titre

111. Les coxibs ou inhibiteurs Cox-2 sélectifs sont des anti-inflammatoires non stéroïdiens qui ciblent directement la Cox-2, enzyme impliqué dans les états inflammatoires et la douleur.

qu'un film ou un livre. Nous avons espéré à la suite de ce scandale que débuterait enfin une ère nouvelle de surveillance des médicaments mais le récent épisode du Mediator en 2011, sept ans plus tard, prouve qu'il n'en est rien.

Encore une AMM vite obtenue

En novembre 1998, Merck soumet un nouvel anti-inflammatoire à la FDA. Premier représentant d'une classe inédite, il bénéficie d'un traitement accéléré. Le 20 mai 1999, la FDA approuve l'autorisation de mise sur le marché du Vioxx pour les traitements des douleurs violentes de l'adulte et les symptômes de l'arthrose. Cette AMM est délivrée en six mois alors que la FDA[112] met en moyenne 1,3 an pour approuver une drogue contre 1,4 an en Europe et 1,6 an au Japon. Le Vioxx aurait une meilleure tolérance gastrique que les autres produits anti-inflammatoires disponibles sur le marché. Mais Marcia Angell[113], qui a étudié les procès-verbaux de la FDA, mettra en évidence que quatre des six membres auraient dû être récusés pour conflits d'intérêts potentiels. Autorisé en grande urgence comme s'il était vital pour certains patients, il existait pourtant des doutes réels sur sa sécurité sanitaire… En 1998, le Dr Doug Watson, scientifique salarié de Merck, avait présenté une analyse rapportant plus de complications cardiaques avec le Vioxx qu'avec d'autres anti-inflammatoires. Le risque était accru de 28 % chez les hommes mais de 216 % chez les femmes. Ces données n'ont apparemment jamais été publiées.

---

112. D'après le MIR (Medical International Research).
113. *In* ANGELL (Marcia), *op. cit.*

En 1999, un scientifique de la FDA remarque que les accidents thromboemboliques, les attaques cardiaques et les infarctus sont statistiquement plus fréquents avec le Vioxx qu'avec le placebo. En 2000, l'étude Vigor (Vioxx Gastro Intestinal Outcomes Research) qui porte sur plus de 7 000 malades vise à démontrer une meilleure tolérance intestinale que sous Naproxène, vieil anti-inflammatoire : le risque d'accident digestif grave était de 0,59 % pour le Vioxx contre 1,37 % pour le Naproxène et 0,44 % pour le Celebrex, autre antiCox-2 de la même famille que le Vioxx. Mais cette étude rapportait un taux d'infarctus du myocarde majoré (0,74 % pour le Vioxx contre 0,15 % pour le Naproxène et 0,33 % pour le Celebrex). Ainsi, le risque cardiaque du Vioxx était cinq fois plus élevé que celui de ses concurrents. Ceci aurait dû conduire Merck à retirer son médicament et la FDA à l'interdire ou au moins à refaire des études. Celle-ci se contente d'ajouter seulement en 2002 une petite précision sur la notice illisible et jamais consultée du médicament. Le laboratoire décide de ne pas faire d'études complémentaires pour préciser les causes de cet excès d'accidents cardiaques et attribue celui-ci à un effet protecteur du Naproxène plutôt qu'à un effet toxique du Vioxx... L'imagination a le pouvoir d'occulter l'évidence.

Le Vioxx constitue un succès financier mondial, modèle typique des médicaments vedettes blockbusters

Le Vioxx constitue sans conteste un modèle de marketing planétaire. Une campagne d'urgence au lancement gigantesque fut organisée, précédée de fuites dans la presse grand public, si bien que les médecins furent informés après les patients, qui les incitaient fortement à prescrire ce nouveau produit miracle. La FDA eut donc une excuse pour autoriser la commercialisation en urgence d'un médicament de confort. La publicité, surtout présente dans les magazines santé, parlait du Vioxx comme d'un produit en passe de révolutionner la pratique des anti-inflammatoires tout en évitant les désagréments gastriques. En 2000, le laboratoire dépense 160 millions de dollars pour des publicités télévisuelles mettant en scène des stars, des sportifs tels que Dorothy Hamill, célèbre patineuse virevoltant sans douleurs, grâce au Vioxx évidemment. Il poursuit l'offensive publicitaire, dépensant entre 50 millions et 100 millions de dollars par an pendant les 4 années suivantes. En 2000, le laboratoire attaque le marché français, tout d'abord en colportant des rumeurs relayées principalement par la presse féminine et généraliste, la publicité directe étant (encore) interdite dans notre pays. Les médecins leaders d'opinion signent des tribunes dans les magazines spécialisés pour promouvoir l'innovation thérapeutique. Une armada de visiteurs médicaux sillonnent l'Hexagone pour « informer » les médecins des avantages de la nouvelle molécule. Trois jours avant la mise sur le marché français, le laboratoire réalise une promotion exceptionnelle en supervisant le congrès annuel de la Société française de rhumatologie.

Ainsi, comme le note Yves Bur, vice-président de l'Assemblée nationale française, président du groupe d'étude sur le médicament : « Merck a suscité l'attente, créé le besoin et fait passer des médecins qui refusaient d'en prescrire pour des ringards. » Dès la mise sur le marché, des patients se sont rués chez leurs médecins afin qu'on le leur en prescrive. Une fois le public conditionné et les médecins conquis, Merck a pu imposer un prix de vente élevé et le remboursement maximal. En effet, le groupe a commercialisé le Vioxx avant d'avoir conduit les négociations pour fixer le prix, tant il était certain de pouvoir tout exiger.

En France, la boîte de 28 comprimés de Vioxx se vendait à près de 40 euros, soit 2 à 3 fois le prix des autres anti-inflammatoires disponibles à ce moment sur le marché et aussi efficaces. Au Canada, le prix quotidien d'un traitement au Vioxx était de 5 fois celui de l'Ibuprofène et de 3 fois celui du Naproxène. Pourtant, la revue française *Prescrire*[114] indique dans ses actualités médicamenteuses de juillet 2000 que le Vioxx est un « antalgique anti-inflammatoire non stéroïdien décevant, qu'il n'apporte rien de nouveau, que ses essais cliniques sont imprécis, qu'il reste des questions sans réponse, notamment sur ses effets cardiaques ».

Au moment de son retrait, 2 millions de personnes en absorbaient et les ventes annuelles du produit avaient atteint 2,5 milliards de dollars. Il a été utilisé dans plus de 80 pays. Merck continuait son marketing contre toute évidence : entre janvier 2003 et juin 2004, il dépense environ 123,9 millions de dollars en publicité pour convaincre le public que le Vioxx est un traitement efficace et sûr pour les douleurs chroniques et aiguës associées aux rhumatismes mais aussi les douleurs menstruelles, etc. En France, plus de 500 000 malades en ont pris régulièrement et il est même devenu le dixième médicament le plus remboursé en 2003 avec un montant de 87 millions d'euros et une part de marché des anti-inflammatoires atteignant 8 %.

114. Revue indépendante qui n'accepte aucune publicité.

L'essai thérapeutique de trop : Vioxx pour la prévention du cancer du colon

Toujours plus : se pliant à la loi du profit, les dirigeants de Merck ont voulu élargir les indications du produit et l'ont proposé pour la prévention de la dégénérescence des polypes coliques. Cette étude a porté sur plus de 2 000 malades. Elle n'a pas eu le temps de conclure car une complication cardiovasculaire grave a été observée chez 2,3 % (16 des 685 patients) des malades traités par Vioxx (200 mg 2 fois par jour) alors que ce risque n'était que de 1 % chez les malades sous placebo. Les dirigeants du groupe pharmaceutique ont tenté d'empêcher la publication de ces données mais le Dr Salomon, responsable de l'étude, a refusé. Des analystes financiers du groupe, jugeant la poursuite de la commercialisation du Vioxx potentiellement ruineuse, ont convaincu la direction du laboratoire de l'interrompre. Pourtant, trois semaines plus tôt, Merck avait obtenu l'AMM pour le Vioxx chez l'enfant de plus de deux ans.

Il était trop tard pour Merck dont les actions s'effondrèrent d'un tiers le jour de son retrait (mais elles regrimperont). Malgré l'arrêt du traitement, les patients ne souffrent-ils pas d'effets à long terme ? Leur histoire n'a pas encore été écrite...

Après la médecine, la justice

Dès le retrait du Vioxx, les familles de victimes cardiaques décident de porter plainte. Le 18 août 2005, le tribunal fédéral d'Angleton (Texas) condamne le laboratoire Merck à verser plus de 250 millions de dollars à Mme Hernst, dont le mari décédé avait pris du Vioxx. Les motifs de la condamnation étaient : « vente d'un produit défectueux, négligence et malveillance ». Le nombre des plaintes augmentant, le Sénat des États-Unis constitue une commission d'enquête. L'un des témoignages les plus frappants est celui du Dr Graham[115], le 17 novembre 2005 sous serment devant le Comité sénatorial des finances. Il souligne que Merck comme la FDA avaient connaissance des risques du Vioxx des années avant son retrait du marché : « Durant l'été 2004, j'ai mené une étude qui a conclu que le Vioxx était responsable d'environ 38 000 attaques cardiaques et morts subites. Cette estimation constitue un minimum. Une estimation plus réaliste fixerait le nombre de victimes entre 88 000 et 139 000, parmi lesquelles 30 % à 40 % seraient mortes. Les survivants ont eu leur vie changée pour toujours. »

Dans la tribune du *New England Journal of Medicine* (le 8 décembre 2005), le Dr Grégory Curfman, rédacteur en chef, ainsi que les trois autres médecins responsables, affirment que Merck « a dissimulé trois accidents cardiovasculaires dans l'étude clinique Vigor ». Ils ont publié cette étude dans leur revue et ont découvert secondairement la falsification des données[116]. Une première version de l'article comportant trois décès supplémentaires avait été effacée. Mais les programmes informatiques permirent de retrouver l'auteur de la suppression des données : Merck lui-même. Les responsables du journal ont compris la gravité de cette découverte le 21 novembre 2005, lorsque le Dr Curfman a été interrogé par les avocats d'un malade lui prouvant qu'au moins deux auteurs de l'article connaissaient le risque cardiaque réel, au minimum deux semaines avant l'envoi

115. Chercheur à la FDA et donneur d'alerte.

116. En examinant une disquette sur laquelle existaient deux versions d'un tableau intitulé « CV Events » (accidents cardiovasculaires).

du manuscrit à la revue et quatre mois et demi avant sa publication. Le Dr Curfman et ses associés précisent que les auteurs ont également effacé d'autres données importantes avant de les soumettre à la publication. « La connaissance de ces cas changeait les conclusions de l'étude sur la toxicité, montrant que les patients sous Vioxx avaient non pas quatre mais cinq fois plus de risques d'accidents cardiaques que les patients sous Naproxène et que les patients sans risques particuliers étaient également menacés d'attaques cardiaques s'ils prenaient du Vioxx au long cours. Globalement, ces imprécisions et ces dissimulations remettent en question la validité des données. » Les éditeurs ont admis que les données présentées par les chercheurs de Merck ont été acceptées trop facilement et qu'ils auraient dû davantage les discuter. Concernant des patients atteints d'Alzheimer, les risques de décès liés au Vioxx dans deux essais cliniques conduits en 2000-2001 auraient été minimisés à dessein.

Le 17 août 2006, un nouveau procès arrive à ce verdict : 50 millions de dollars de dommages et intérêts doivent être versés à un ancien agent du FBI. Un autre procès en 2007 a vu un jury unanime déclarer que Merck avait commis « un délit en trompant intentionnellement la communauté médicale et en cachant des informations cruciales sur le Vioxx ». Les jurys ont fixé les dommages à 47,5 millions de dollars. Merck n'a pas reconnu les faits et fait appel systématiquement en cas de condamnation.

En 2006, sur les 14 procès, Merck en a gagné 9 et en a perdu 5. Le groupe a provisionné 770 millions de dollars pour les frais de justice et indiqué qu'il en avait déjà dépensé 285 millions en 2006. Les millions restants devaient couvrir les dépenses jusqu'en 2007. 12 mars 2007, premier jugement en appel dans un cas de crise cardiaque d'un ouvrier des postes de l'Idaho. Un jury du New Jersey reconnaît la responsabilité du Vioxx dans la mort du plaignant. Le jury attribue 20 millions de dollars de dommages. Merck est parvenu en 2007 à un accord amiable de 4,85 milliards de dollars (3,64 milliards d'euros) – par lequel il n'admet pas sa culpabilité – afin de régler plus de 95 % des 26 600 plaintes déposées à son encontre concernant le Vioxx.

L'avalanche des procès à venir a fait chuter la valeur des actions de Merck et provoqué les plaintes de certains actionnaires. En avril 2010, la Cour suprême des États-Unis a autorisé les actionnaires de Merck à poursuivre le laboratoire pharmaceutique américain en justice pour fraude dans l'affaire du Vioxx. La plus haute juridiction des États-Unis leur a donné raison à l'unanimité[117].

L'intimidation des médecins et chercheurs : les méthodes du milieu pharmaceutique

La célèbre revue médicale de référence le *New England Journal of Medicine* précise que Merck a cherché à intimider voire menacer des médecins et des chercheurs qui posaient des questions sur les risques du Vioxx. Le Pr G. Shing (université de Stanford) demanda à Merck plus de données sur le risque cardiovasculaire. Il fut menacé de rétorsions par Merck par l'intermédiaire d'un autre professeur de Stanford, le Dr Fries menacé lui aussi en raison des propos « irresponsables, anti-Merck et spécifiquement anti-Vioxx »

117. La cour fédérale, jugeant une plainte des actionnaires accusant Merck d'avoir caché des informations sur son produit, a conclu qu'il existait une fraude, au minimum depuis 2001, soit plus de trois ans avant le retrait du produit du marché.

du Dr Shing. « Le Dr Shing serait grillé, il y aurait des conséquences pour Stanford, pour lui et le Dr Fries », des chercheurs d'autres universités ont également fait état de cette attitude permanente d'intimidation, intimidation qui a dépassé les frontières américaines…

En 2002, après avoir refusé de censurer les papiers d'un scientifique contre le Vioxx, un institut espagnol a vu ses subventions supprimées par Merck. En 2005, dans une clinique de Cleveland, le Dr Eric Topol, cardiologue réputé, a été chassé de son poste de professeur chef de service après avoir témoigné sur le Vioxx devant une cour fédérale.

La complicité institutionnelle

La FDA a été complice, elle n'a pas critiqué le dossier Vigor et a accepté le Vioxx malgré les invraisemblances : rappelons que Merck a prétendu que l'augmentation de toxicité cardiaque de Vioxx n'était qu'apparente et que c'était de fait l'autre anti-inflammatoire, le Naproxène, qui exerçait un effet protecteur sur le cœur. Ainsi, la différence entre les deux groupes pouvait être expliquée. Un tour de magie qui marcha auprès de la FDA. Elle a donné une autorisation de mise sur le marché qu'on peut qualifier de « Pony Express ». Elle a refusé pendant trois ans de communiquer à la justice le dossier Vioxx jusqu'à ce qu'elle soit directement accusée d'obstruction à la justice. La collusion de l'agence avec le laboratoire est patente. « Pour expliquer une telle différence, il aurait fallu que le Naproxène soit un cardio-protecteur particulièrement puissant et efficace. Il n'existe pourtant aucun indice qui le prouve », rapporte un mémo de la même agence, daté du 30 septembre 2004. Elle a également participé très largement à la campagne de dénigrement d'un de ses employés, le Dr Graham, qui a détaillé comment il est entré en conflits répétés avec la FDA, lorsqu'il a voulu soulever le problème des risques du Vioxx. Ainsi, alors qu'il se préparait à publier ses données, il fut attaqué par d'autres membres de la FDA : « J'ai été assailli pour changer mes conclusions et mes recommandations et menacé directement que si je ne le faisais pas, je n'aurais pas le droit de les présenter. » Plus tard, un officiel de la FDA a qualifié les travaux de Graham de « science de caniveaux ». Un sénateur américain, C. Grasseley, a demandé à l'inspection générale des services de santé d'établir si la FDA et Merck s'étaient concertés pour discréditer les recherches de Graham[118]. Les notes de C. Grasseley démontrent que la FDA a bien aidé Merck à récuser les travaux de Graham.

Officiellement, le Vioxx n'a fait aucune victime en France alors que plus de 500 000 personnes en ont pris dans ce pays. Cela est statistiquement peu probable. Certains journaux rapportent que des victimes françaises portent plainte aux États-Unis.

En Australie, le 6 mars 2010, aux termes d'un procès de 48 jours à la suite d'un recours collectif de milliers de patients, la justice australienne a estimé que le médicament antidouleur Vioxx doublait le risque d'accident cardiovas-

118. C. Grasseley cite les notes manuscrites d'un employé de Merck, datées du 13 octobre 2004, suggérant une collaboration entre les deux organismes afin de discréditer David Graham. Le représentant de la FDA mentionnait « une opportunité de détruire le message de Graham et la possibilité de donner aux journalistes une critique maison ».

culaire, qu'il n'aurait jamais dû se retrouver sur le marché, que Merck n'avait pas respecté son obligation d'information au sujet des risques sanitaires. En Angleterre, en 2010, des centaines de victimes restent encore sans compensation.

Les patients ayant reçu du Vioxx doivent être surveillés. De plus, la plupart des médecins et chercheurs ayant travaillé sur le Vioxx pensent que les risques sont communs à tous les inhibiteurs Cox-2 et donc au Celebrex. La parenté est la même qu'entre Isoméride et Mediator par exemple. Il ne faut jamais les utiliser chez les insuffisants cardiaques, pourtant ils sont en vente libre dans de nombreux pays...

Chapitre VII

Médicaments prometteurs mais non dénués de risques : les anticorps monoclonaux

Voici quelques exemples d'anticorps monoclonaux et une conséquence inattendue rare mais terrible : la leuco-encéphalopathie multifocale progressive[119].

Depuis une dizaine d'années, de nouveaux traitements fondés sur l'utilisation d'anticorps monoclonaux sont apparus en cancérologie[120]. En mai 1975, Georges Köhler et César Milstein publièrent un article dans la célèbre revue

119. La leuco-encéphalopathie est un terme désignant de façon globale toutes les atteintes de la substance blanche du cerveau.
120. Les cellules tumorales expriment des cibles antigéniques à des niveaux plus élevés que les cellules normales. Il existe deux types d'anticorps monoclonaux qui peuvent être conjugués ou non à une drogue ou à une molécule radioactive, servant ainsi de vecteur pour apporter aux cellules tumorales un agent cytotoxique.

scientifique *Nature*, décrivant la production des anticorps monoclonaux. Les anticorps sont des protéines, éléments essentiels du système immunitaire, fabriquées par des cellules spécialisées appelées plasmocytes dites B, en réponse aux intrusions de bactéries, de virus ou d'autres parasites, dans le but de les marquer puis les détruire. Köhler et Milstein mirent au point une technique pour fabriquer des anticorps toujours identiques provenant d'une seule cellule, qui se dirigeaient systématiquement vers la cible choisie. D'abord utilisés pour diagnostiquer la période d'ovulation ou une grossesse, (détection de l'hormone de la grossesse dans les urines de la femme grâce à l'utilisation d'anticorps dirigés spécifiquement vers cette substance), ils devinrent vite l'espoir de l'industrie pharmaceutique, des patients et du corps médical, offrant la possibilité de renouveler les armes thérapeutiques – dont l'arsenal stagnait depuis une vingtaine d'années – et l'espoir de guérir les pathologies incurables et les maladies chroniques invalidantes. Car chaque anticorps étant spécifique d'une molécule, la possibilité d'en décliner la fabrication pour traiter chaque maladie, dont la molécule malade aurait été découverte, est infinie.

Ils suscitèrent ainsi beaucoup d'espoirs souvent déçus. Les anticorps monoclonaux les plus connus sont l'Herceptin[121], pour traiter le cancer du sein, et le MabThera[122] pour les

121. Anticorps monoclonal dirigé contre un récepteur qui, dans 20 à 30 % des cancers du sein, est sur-exprimé à la surface des cellules cancéreuses.

122. Le rituximab (MabThera ou Rituxan) est un anticorps chimérique murin humanisé contre l'antigène CD20. Il est actif contre les cellules malignes présentant l'antigène CD20 (certains lymphomes).

lymphomes. Mais depuis 2000, il en apparaît de nombreux très proches les uns des autres. Le dernier congrès sur les anticorps monoclonaux qui eut lieu à Paris en mars 2011 présentait environ 700 nouvelles molécules. Comment les tester sérieusement si rapidement ? Nous découvrons petit à petit de graves effets délétères, inattendus et angoissants, dont nous devrons tenir compte dans l'avenir.

Il y a quelques mois, le cas d'un jeune patient, soigné pour une tumeur cérébrale, s'est aggravé alors que son cancer ne semblait pas progresser. Lors de son examen par résonance magnétique, nous avons découvert l'existence d'une leucoencéphalopathie multifocale progressive (LEMP). Son traitement était fortement soupçonné d'être à l'origine de cette maladie. Cette pathologie, autrefois exceptionnelle, est de plus en plus fréquente. Son explosion paraît liée à la prise de médicaments, en particulier à des produits anticancéreux dont la promotion sur les médias, qui n'abordent évidemment que les aspects positifs, nous fait ignorer les dangers. Ceux qui osent parler des drames secondaires aux médicaments se font violemment critiquer et contredire, comme le député européen et professeur de médecine Philippe Juvin[123] quand il dénonce les accidents thérapeutiques. Le rapport du Sénat de 2005 sur les médicaments allait pourtant dans le même sens : « Les chiffres les plus couramment avancés font état de 140 000 hospitalisations provoquées par des accidents médicamenteux et 13 000 décès avérés, sans compter

123. Également chef des urgences de l'hôpital Beaujon, Philippe Juvin a estimé qu'« au moins 10 000 personnes mouraient chaque année à l'hôpital du fait de l'exercice de la médecine », et que ces décès étaient en grande partie « évitables » (*JDD*, 14 janvier 2009).

les accidents bénins qui ne font pas l'objet d'une déclaration systématique en France. »[124]

La balance bénéfices/risques

De nouvelles drogues supposées miraculeuses font rêver cancérologues, hématologues et surtout patients au journal de 20 heures. Parallèlement, l'industrie pharmaceutique s'empresse de trouver de nouveaux débouchés en attirant les dermatologues et rhumatologues, qui représentent un large marché potentiel. Les autres spécialistes pensent alors rapidement que leurs malades pourraient bénéficier de ces avancées thérapeutiques.

Mais la situation est radicalement différente. Si utiliser des drogues dangereuses pour des malades condamnés est acceptable, cela ne l'est plus pour des affections chroniques, où il serait raisonnable d'attendre un certain nombre d'années pour les utiliser si, entre-temps, elles n'ont pas donné lieu à des accidents sévères. Malheureusement, le désir des patients de voir s'accomplir un miracle, doublé de l'appât du gain des fabricants, aboutit à une pratique qui, elle, n'est plus miraculeuse.

« Tout homme bien portant est un malade qui s'ignore »[125]

Il y a plusieurs façons d'élargir le marché des médicaments. On peut ainsi convaincre les médecins de traiter préventivement des individus bien portants, et tel le

124. Rapport Payet, décembre 2005.
125. Personne ne peut éviter de citer *Knock ou le Triomphe de la médecine*, célèbre pièce de Jules Romains créée en 1923. Précurseur, Knock ne faisait que convaincre les hommes de son village qu'ils

Dr Knock, faire croire à ces personnes qu'elles seront bientôt malades si elles ne le sont déjà. En modifiant les valeurs des chiffres de tension artérielle, du cholestérol ou de la glycémie, considérées comme normales, le nombre d'hypertendus, de diabétiques ou de personnes « ayant du cholestérol » (selon l'expression familière aux patients) augmente rapidement. Autant de nouvelles indications invitant à distribuer la pilule miracle.

À titre d'exemple, la tension artérielle normale dans les années quatre-vingt-dix était de 16 pour la maxima et 10 pour la minima. La nouvelle valeur limite en 1994 fut de 14/9, préconisée par des associations de médecins et laboratoires pharmaceutiques. Le nombre d'individus atteints d'hypertension avait brutalement doublé, transformant bien portants en malades chroniques avec le double inconvénient des effets secondaires des médicaments et, surtout, la transformation psychique d'un individu qui se croit « malade ». Pour la glycémie (dosage de sucre dans le sang), le raisonnement est le même : la valeur normale de la glycémie à jeun, admissible pour ne pas être considérée diabétique, était autrefois de 1,4 g/l ; elle a été ramenée à 1,26 g/l dans les années quatre-vingt-dix, puis à 1,06 g/l en 2006. Le nombre de diabétiques a explosé, et pas seulement à cause des fast food ! Dernier exemple : les chiffres à ne pas dépasser du taux de cholestérol, grand accusé dans les cas de crises cardiaques (sans certitude pour beaucoup de spécialistes) ont baissé à toute vitesse avec l'apparition des statines (cf. chapitre IV) : de 2,4 g/l il y a 20 ans, ils sont descendus à 2,2 g/l actuellement.

étaient malades. Aujourd'hui, on peut dire que nous leur avons trouvé des pilules pour chaque état physique ou psychologique.

Multiplication des indications d'un médicament

Pour élargir le marché, une autre astuce consiste à multiplier les pathologies qui pourraient bénéficier de cette drogue dont les cibles sont trop rares. Ainsi, les indications du premier anticorps monoclonal mis sur le marché se sont élargies du traitement des lymphomes à celui du psoriasis.

La plupart des cellules portent à leur surface des anticorps qui constituent leur carte d'identité. Aux cellules de certains cancers s'ajoutent des antigènes spécifiques, contre lesquels les malades ne produisent pas d'anticorps suffisamment efficaces. Dès lors, fabriquer des anticorps monoclonaux dirigés contre les antigènes portés par les cellules tumorales afin de les détruire est une idée séduisante. Le traitement n'éliminerait ainsi que la cellule malade tout en évitant les effets secondaires liés à l'action des drogues sur les tissus sains de l'organisme, comme en provoque actuellement la chimiothérapie classique. Miracle espéré. Mirage pour l'instant !

Pour détruire les cellules ciblées, deux possibilités s'ouvrent au chercheur : utiliser l'anticorps seul, c'est-à-dire l'anticorps nu qui, en s'attachant à la cellule, peut entraîner sa mort ; ou bien associer l'anticorps à une autre molécule, toxine ou produit radioactif. L'anticorps sert alors à guider vers la cellule tumorale l'élément qui va la détruire.

Le Rituximab

Le Rituximab[126] devait transformer à jamais le traitement du cancer et, surtout, révolutionner le traitement des lympho-

126. Commercialisé en Europe par le laboratoire Roche sous les noms Rituxan et MabThera.

mes. C'est le premier anticorps à avoir été utilisé dans ces maladies. Il s'agit d'un anticorps monoclonal qui reconnaît l'antigène appelé CD20 présent dans les cellules des lymphomes appelés B (plus de 80 % des lymphomes). Une partie du Rituximab est un anticorps nu dont un élement provient de la souris. Relativement bien toléré (nausées, fatigue, maux de tête, allergies), il peut être injecté en hôpital de jour à raison d'une injection par semaine jusqu'à quatre à huit fois : rien à voir avec la lourdeur des chimiothérapies sur plusieurs jours. Il a paru très efficace dans certains types de lymphome. Mais l'espoir suscité par les essais réalisés et publiés par les laboratoires ne dure jamais longtemps : il a finalement été démontré que les résultats étaient meilleurs en association à la chimiothérapie, ce qui lui enlevait un net avantage, celui de débarrasser les patients des effets bien connus des chimiothérapies. La révolution tant espérée n'était qu'une amélioration, peut-être.

Le prix humain du progrès

La FDA et les laboratoires Genentech ont lancé le 9 novembre 2009 une alerte importante auprès des prescripteurs de Rituximab : risque de leuco-encéphalopathie multifocale progressive – soit une destruction rapide du cerveau.

La LEMP est une pathologie démyélinisante du système nerveux central due à la réactivation d'un virus appelé JC[127] : des troubles de la compréhension apparaissent peu à peu,

127. Nom de la personne chez laquelle on a décelé le virus en 1971. Ce virus est présent à l'état latent dans l'encéphale, les reins, la moelle osseuse, les ganglions lymphatiques chez plus de 80 % de la population, et peut être réactivé lors d'une défaillance du système immunitaire (exemple du sida).

suivis de symptômes sensitifs puis moteurs. Bientôt une vraie confusion mentale se substitue aux signes diffus initiaux, une profonde détérioration intellectuelle s'ensuit et le patient devient paralysé et aveugle. Aucun traitement actuel ne permet d'éviter ce processus vers la mort (qui survient quelques mois à deux ans après le dépistage clinique)[128]. Cette maladie, bien connue chez les patients atteints du sida, toucherait environ 5 % d'entre eux. La LEMP est une maladie virale « opportuniste » : le virus responsable existe chez plus de 80 % des adultes bien portants et devient « pathogène », c'est-à-dire provoque la maladie, dans des conditions particulières. Ces infections dites opportunistes[129] sont fréquentes chez les séropositifs immunodéprimés, chez des personnes greffées (foie, rein, etc.), et maintenant chez des malades traités par des anticorps monoclonaux souvent immunodéprimés mais aussi immunocompétents[130].

Le Rituximab est commercialisé depuis 10 ans et l'apparition de LEMP, chez des patients traités pour leur lymphome par cette drogue, a été signalée il y a deux ans. Une revue sur le sujet parue dans *Blood*[131] a répertorié 52 cas chez des patients traités pour des cancers du sang, un cas chez un patient traité

128. Seulement quelques stabilisations ont été décrites en début de maladie, d'où la nécessité de dépister cette complication aussi rapidement que possible.

129. Infections survenant chez des sujets à risque, alors que le même agent infectieux chez un sujet normal dit « sain » n'entraîne pas de maladie.

130. Marqueurs de l'immunité normaux.

131. « Progressive multifocal leuko-encephalopathy after Rituximab therapy in HIV-negative patients: A report of 57 cases from the research on adverse drug events and reports project », *Blood*, 14 mai 2009.

pour une affection rhumatismale[132], 4 chez des malades présentant des maladies auto-immunes de risque mortel moins immédiat. Utilisé dans les cancers à haut risque létal, sa dangerosité peut être acceptable sous réserve que des traitements conventionnels ne parviennent pas à soigner les patients. Mais préconisé pour des maladies à faible risque vital, la menace de dégénérescence cérébrale, même faible, paraît disproportionnée. Néanmoins, dans le *Vidal* de février 2011, l'indication « polyarthrite rhumatoïde » reste autorisée par l'Agence du médicament, assortie du rappel de danger de LEMP. Le patient fait confiance à son médecin, qui lui-même pense que cela n'arrive qu'aux autres. Est-ce bien raisonnable de laisser autoriser cette indication ? D'autant que cette drogue ne fait pas de miracle. C'est un médicament parmi d'autres, plus dangereux et beaucoup plus cher.

Le « programme de gestion des médicaments canadiens » a publié une évaluation complète du Rituximab dans les lymphomes (aux États-Unis, au Canada et en Europe). À cette occasion, il a comparé les prix de revient de différents schémas de traitements disponibles dans certaines pathologies. Dans l'exemple du traitement du lymphome folliculaire de type B, le coût du Rituximab est considérablement plus élevé que les traitements classiques :

Cyclophosphamide intraveineux : 13 dollars ;

CVP (association classique de plusieurs anticancéreux) : 26 dollars ;

CHOP (autre association classique de plusieurs anticancéreux) : 75 dollars ;

Chlorambucil : 217 dollars ;

132. Polyarthrite rhumatoïde.

Fludarabine : 1 080 dollars ;

Rituximab + CVP comme recommandé dans l'étude Marcus : 24 080 dollars[133].

Si les différences de prix crèvent le plafond, ce n'est pas le cas des résultats. Est-ce justifié et acceptable ?

Les documents médicaux disponibles sur le Web recommandant l'usage élargi du Rituximab dans des pathologies non tumorales ne font jamais état des conflits d'intérêts de leurs auteurs. Or c'est une mesure simple à exiger des agences du médicament afin que les patients qui consultent Internet soient avertis.

Le Tysabri ou natalizumab

Le natalizumab est un anticorps monoclonal utilisé dans la sclérose en plaques (SEP), maladie qui touche le système nerveux central, en particulier le cerveau, les nerfs optiques et la moelle épinière. Elle se manifeste par des symptômes très variables : engourdissement d'un membre, troubles de la vision, sensations de décharge électrique dans un membre ou dans le dos, etc. Elle s'aggrave par poussées ou de façon progressive, devenant au fil des ans très invalidante. Aucun traitement jusqu'à présent n'a radicalement transformé le pronostic fonctionnel de la maladie, d'où l'empressement de trouver enfin une drogue vraiment efficace. La sclérose en plaques est classiquement décrite comme une maladie auto-immune.[134] Le Tysabri a été autorisé en Europe en 2006 et commercialisé en France en 2007. En juillet 2008, l'Agence européenne du médicament a été informée des premiers cas

133. Version du site canadien du médicament mise à jour en 2009.

134. Le sujet développe des anticorps contre ses propres cellules.

de leuco-encéphalite associée au traitement chez les patients atteints de SEP, mais a poursuivi la commercialisation en raison d'un rapport bénéfices/risques jugé favorable, et confirmé sa position en 2010, sous réserve d'une surveillance renforcée des patients.

Le risque de leuco-encéphalopathie multifocale progressive serait de 1 pour 1 000 avec l'utilisation du natalizumab dans la SEP. En 2010, dans une grande revue de neurologie, David B. Clifford[135] fait état de l'incidence de la leuco-encéphalopathie multifocale progressive associée au natalizumab chez des patients atteints de sclérose en plaques. Sur 28 cas qui furent diagnostiqués entre juillet 2006 et novembre 2009, l'analyse a permis de démontrer que la fréquence de la leuco-encéphalopathie augmente avec la durée d'exposition au natalizumab sur les trois premières années de traitement. Sur ces 28 cas, 8 ont déjà été mortels.

Les symptômes se manifestent par des changements cognitifs, des altérations de la personnalité et des difficultés motrices. Certains cas ont présenté des convulsions comme signe révélateur. Le diagnostic a été affirmé par l'examen par résonance magnétique (IRM) et la détection du virus JC dans le liquide céphalo-rachidien. Cette complication du traitement est survenue bien que les patients n'aient reçu antérieurement ou en même temps aucune drogue de type immunosuppresseur qui aurait pu accroître le risque.

La sclérose en plaques est une maladie très handicapante. La hâte des médecins et des patients à tester un nouveau médicament, même à risque, est compréhensible. Mais encore faut-il avertir les patients des risques du traitement

---

135. Clifford (David B.), *The Lancet Neurology*, 9 avril 2010.

proposé. La notice d'information de l'Afssaps impose maintenant cette information au patient sur l'éventualité d'apparition de leuco-encéphalite avant de débuter le traitement.

Le Tysabri a également été préconisé dans la maladie de Crohn, maladie chronique de l'intestin, invalidante lors des poussées mais qui ne menace pas rapidement le pronostic vital du patient. Il a obtenu l'AMM aux États-Unis en 2008 car les leuco-encéphalites dans les essais n'avaient pas été rapportées chez les patients atteints de maladie de Crohn. De fait, plusieurs cas fatals ont été décrits. Le risque vital est à mettre en balance avec le bénéfice.

Le Tysabri est commercialisé par Biogen Idec. Sur l'année 2008, les revenus de cette firme se sont élevés à 4,1 milliards de dollars contre 3,2 milliards de dollars l'année précédente, soit en augmentation de 29 %. Cette augmentation s'est faite grâce à Tysabri (+ 156 % avec 589 millions de dollars), Rituxan[136] (+ 22 % avec 1,1 milliard de dollars) et Avonex[137] (+ 18 % avec 2,2 milliards de dollars). Le coût du traitement de la sclérose en plaques par le Tysabri est de 30 000 euros par an par patient contre 15 000 euros pour le traitement plus classique par les interférons type Avonex. Le rapport bénéfices/risques est à mettre en balance dans la décision d'utiliser ces médicaments, contestés tant dans leur efficacité que dans leur sécurité. Et devant le prix de revient de l'ensemble de ces drogues pour la Sécurité sociale, qui les rembourse à 100 %, on reste songeur…

136. Rituximab, évoqué plus haut.
137. Avonex : interféron bêta utilisé dans les formes de SEP évoluant par poussées.

Le Raptiva (ou éfalizumab[138]) dans le cas du psoriasis

Le psoriasis est une affection bénigne non mortelle, qui ne justifie en rien la prise de risques à court terme mais surtout à long terme. Pourtant, l'éfalizumab (commercialisé sous le médicament Raptiva), présenté comme une drogue très prometteuse et sans risque évident, a obtenu l'AMM européenne[139] en 2004 pour le psoriasis. En décembre 2008, la pharmacovigilance canadienne et la firme Serono ont malheureusement signalé une grande liste d'effets secondaires de l'éfalizumab : « Des infections, dont certaines graves et menant à des hospitalisations ou à des décès, sont apparues chez des patients traités avec Raptiva. Elles comprennent des septicémies d'origine bactérienne, des méningites virales, le zona, des maladies fongiques invasives, des infections causées par le virus John Cunningham (JC) ayant mené à la LEMP et d'autres infections opportunistes. »[140] L'énumération est longue et lourde. La notice américaine détaille les risques liés aux infections et les complications neurologiques graves potentielles. La notice européenne répertorie les menaces de polyradiculonévrite inflammatoire, anémie hémolytique sévère, arthrite, aggravation du psoriasis, réactions d'hypersensibilité et allergies, baisse des plaquettes sanguines, mais ne mentionne pas la leuco-encéphalopathie fatale au cerveau. En revanche, le résumé des caractéristiques

138. Commercialisé par Merck Serono dans le monde excepté les États-Unis et le Japon. Merck Serono est la division spécialisée dans les médicaments de prescription innovants de Merck dont les ventes se sont élevées à 7,1 milliards d'euros en 2007.

139. Dans le psoriasis chronique en plaques de l'adulte, modéré à sévère, nécessitant un traitement général.

140. www.sc-hc.gc.ca

du produit européen évoque l'éventualité d'apparition de tumeurs bénignes et malignes et de cancers du sang. Il est intéressant de comparer les notices des divers pays : on s'aperçoit qu'elles ne sont souvent pas superposables. L'AMM européenne de Raptiva a été suspendue en février 2009 en raison du risque de leuco-encéphalite et retirée par la firme du marché américain. Les ventes de Raptiva réalisées par Merck Serono se sont élevées à 93 millions d'euros en 2008.

D'autres anticorps monoclonaux arrivent à la pelle sur le marché du psoriasis avec des aléas déjà connus non négligeables. L'alefacept (Amevive[141]) donne par exemple 9 % d'effets indésirables dont des infarctus du myocarde.

Un premier cas de leuco-encéphalite a été publié en août 2010 chez un homme traité par infliximab (le Remicade) pour une polyarthrite rhumatoïde, maladie invalidante mais non mortelle[142]. Des infections mortelles exceptionnelles en dehors de ces traitements novateurs ont également été décrites[143].

L'ustekinumab (Stelara, des laboratoires Janssen-Cilag[144]), très récemment introduit sur le marché (2010), inquiète déjà : il pourrait être responsable d'infections graves, en particulier de réactivation de la tuberculose latente. Chez la souris, il a

141. 12 000 dollars pour 12 semaines de traitement !

142. *Arthritis & Rheumatism*, août 2010.

143. Tawfig (Al) *et al.*, « Disseminated systemic Nocardia farcinica infection complicating alefacept and infliximab therapy in a patient with severe psoriasis », *International Journal of Infectious Disease*, vol. XIV, n° 2, février 2010, pp. 153-167.

144. En 2004, leur chiffre d'affaires s'élevait à 47 milliards de dollars.

conduit à une augmentation massive de tumeurs malignes, et chez l'homme, des cancers et des leuco-encéphalopathies ont été signalés[145]. Mais le Stelara a obtenu l'AMM européenne et a été commercialisé en France le 12 mars 2010. Il a été ajouté à la liste des 77 médicaments particulièrement surveillés par l'Afssaps en janvier 2011 à la suite du scandale du Mediator. Est-ce cohérent ?

Des nouveau-nés en danger

Le plus intolérable est la hausse considérable de l'utilisation des anticorps monoclonaux dans des indications non cancéreuses, pour des maladies habituellement curables, en particulier chez les nouveau-nés et nourrissons, dont les cerveaux en croissance sont particulièrement fragiles.

Ainsi le palivizumab (Synagis), anticorps monoclonal dirigé contre une partie du virus en cause dans les bronchiolites aiguës saisonnières épidémiques, commercialisé en France en 1999, a été utilisé chez les nouveau-nés souvent prématurés et les nourrissons, avec cette indication : « Synagis est indiqué pour la prévention des infections respiratoires graves dues au virus respiratoire syncytial (VRS), nécessitant une hospitalisation chez les enfants à risque élevé d'infection à VRS. »[146]

145. *The Medical Letter on Drugs and Therapeutics*, vol. XXXII, n° 4.

146. Le virus respiratoire syncytial (VRS) cause une infection des poumons et des voies aériennes ; il est courant chez les nourrissons – presque tous les enfants ont déjà contracté le virus à l'âge de trois ans.

Le dernier rectificatif clinique d'AMM date du 25 juillet 2006, après une étude des enfants traités par Synagis[147]. Le verdict a été le suivant : « La Commission de la transparence estime que Synagis n'apporte qu'une amélioration du service médical mineure dans la stratégie de prise en charge des patients ciblés par l'AMM. » En d'autres termes, l'efficacité est faible. Lorsqu'il est prescrit, ce médicament est donné en moyenne cinq fois à chaque enfant à titre préventif. Le coût de chaque injection est de 1 000 euros, entièrement remboursés par la Sécurité sociale. Sur le plan financier, est-il bien raisonnable de maintenir cette indication alors que les évaluations de la Haute Autorité de santé (HAS) déclarent le bénéfice comme mineur, que le risque vital est très faible eu égard au grand nombre de bronchiolites et que les risques du médicament sont inconnus à long terme, et le prix de revient énorme.

Entre 2000 et 2009, l'estimation du nombre de nourrissons traités a été multipliée par 4, passant de 1 500 à près de 6 000 (et récoltant quelque 3 millions d'euros de chiffre d'affaires) sans preuve de bénéfice. En 2007, l'HAS notait 57 % de prescriptions de Synagis hors indications remboursables et 15 % hors AMM. Le gouvernement a toutefois maintenu le remboursement intégral du Synagis à 100 % en 2008. Il faut préciser que les politiques ont œuvré… La réponse du ministère de la Santé à la question de M. Alain Journet[148] est révoltante : « […] compte tenu de la

147. Demande de la Commission de la transparence – avis du 13 octobre 2004 et du 8 novembre 2006.

148. Question écrite n° 03465 de M. Alain Journet (Gard-SOC) s'inquiétant du possible remboursement à 35 % au moins de cette merveilleuse molécule pour le laboratoire Abbott et sans

population concernée par la prévention contre les infections liées au VRS et en dépit d'une large utilisation en dehors du périmètre de remboursement, la ministre en charge de la Santé a décidé de maintenir le dispositif dérogatoire de prise en charge à 100 % pour la saison 2008-2009. Par ailleurs, dans un contexte où l'évaluation économique du médicament est notamment fondée sur le niveau d'amélioration du service médical rendu jugée par la Commission de la transparence et compte tenu des dépenses élevées occasionnées depuis sept ans par le palivizumab sans confirmation des performances avancées par le laboratoire pour ce produit, il a été demandé au laboratoire une révision à la baisse du prix de ce médicament. »[149] Jusqu'où va le lobbying pharmaceutique pour que les politiques en arrivent à une telle conclusion ?

Le plus condamnable reste le flou entretenu autour de ses effets secondaires : leur fréquence et leur intensité varient selon les rapports d'étude de séries de patients (cohorte). La Commission nationale de pharmacovigilance du 28 septembre 2010 rapportait 23 cas d'effets indésirables, dont 2 décès. Les autres réactions indésirables étaient l'aggravation de l'état respiratoire, des signes hématologiques ou des réactions allergiques.

D'après l'Institut de veille sanitaire[150], les bronchiolites provoquent moins de 10 décès par an pour 400 000 bronchiolites au moins. Pourquoi autoriser un médicament hors de prix potentiellement dangereux ? Si en 1999 on pouvait

---

efficacité démontrée depuis 10 ans (qualifiée pudiquement de mineure par l'HAS).

149. Réponse du ministère de la Santé, de la Jeunesse, des Sports et de la Vie associative publiée dans le *JO Sénat* du 12 juin 2008.

150. http://www.invs.sante.fr/display/?doc=surveillance/bronchiolite/2009_2010/situation_110210.htm

ignorer les effets dévastateurs de certains anticorps monoclonaux sur le cerveau, ce n'est plus le cas aujourd'hui. Comment justifier la prolongation d'AMM à des prix indécents en feignant d'ignorer les effets potentiels tardifs de ce type de médicaments sur le cerveau des bébés ?

En Suisse, le groupe de travail interdisciplinaire de consensus a refusé l'homologation du Synagis : « Se basant sur les données actuelles publiées qui ne démontrent pas d'efficacité sur la réduction de la mortalité ou sur la réduction du taux d'intubation et compte tenu des coûts très importants, notre groupe de travail *ne peut pas recommander* l'administration prophylactique du palivizumab. »[151]

Traiter des maladies potentiellement mortelles, à court ou moyen terme, par des drogues nouvelles, c'est courir un risque qui ne peut s'envisager que si aucun traitement connu n'est en mesure de les soigner. Mais informer le patient des dangers qu'il encourt nécessite de les connaître. La Palice en aurait dit autant, mais peut-être aurait-il aussi conseillé de ne pas utiliser un produit nouveau sauf nécessité absolue. Nécessité qui ne peut jamais être invoquée dans les maladies bénignes.

151. Mise à jour du site www.anubis.ca/paediatrica le 17 septembre 2009.

Chapitre VIII

Le prix des nouveaux anticancéreux : la poule aux œufs d'or et le mythe de la vie éternelle

Au Moyen Âge, les alchimistes rêvaient en vain de transformer le plomb en or. Au XXIe siècle, les Big Pharma parviennent chaque jour à transformer l'espoir en or grâce à une fixation des prix parfois étonnante. L'industrie pharmaceutique joue sur la peur du cancer et de la mort et la promesse d'éternité. Une nouvelle drogue arrive sur le marché à grand renfort de médias et une demande terrible des patients putatifs et des vrais malades conduit les politiques à accepter la mise sur le marché en urgence. Le tour est joué : la poule aux œufs d'or est en train de pondre, les systèmes de santé de s'écrouler et les malades de mourir.

Du prix du médicament

« Actuellement le prix d'un médicament est déterminé par le prix le plus élevé que l'assurance-maladie ou les pouvoirs publics peuvent supporter », explique l'Organisation mondiale de la santé.

Nous sommes toujours stupéfaits de constater l'énorme distorsion de prix entre les médicaments qui suivent une procédure normale de mise sur les marchés et ceux qui bénéficient de procédures d'exception sous prétexte d'urgence : ainsi, pour le traitement d'un lymphome (forme particulière de cancer du sang), l'étude Marcus recommande une association Rituximab + CVP qui coûte 24 080 dollars alors que les autres possibilités de traitement reviennent à moins de 1 000 dollars et souvent moins de 250 dollars pour un cycle.

Est-ce bien raisonnable ? Deux questions se posent :

Pourquoi les médecins prescripteurs acceptent-ils un prix monstrueux pour des bénéfices médicaux faibles (au mieux), et des risques non négligeables et mal connus ?

Pourquoi les organismes de sécurité sociale acceptent-ils de payer de tels prix ? Qui fixe le prix des médicaments en France ? Qui supprime le remboursement des médicaments habituellement sans risques connus depuis des décennies ? Certes, ces derniers sont le plus souvent d'utilité limitée mais des millions de patients y tiennent. Ces vieux remèdes coûtent très peu cher, tels le Spasfon, le Cyclo3, le Di-antalvic ou une quelconque pommade. Ne disparaissent-ils pas de la pharmacopée pour laisser la place à des médicaments beaucoup plus chers et récents mais malheureusement moins sûrs ? Une réforme véritable commencera lorsque le coût de ces drogues miraculeuses redescendra à des échelles de prix « normaux ».

Les anticorps monoclonaux et autres molécules censées soigner le cancer bénéficient d'une procédure d'exception. Le principe est le suivant : le laboratoire fabricant du nouveau remède présente sa drogue « révolutionnaire » à un leader d'opinion au cours du congrès de l'ASCO[152], meeting annuel que tous les cancérologues attendent pour découvrir les nouveautés et présenter leurs propres scoops. Cette présentation est relayée par les journaux télévisés pendant plusieurs jours, sans que jamais n'apparaisse dans ces « informations » médicales majeures une mention des liens d'intérêts entre le médecin et le laboratoire, ni le caractère incertain car très précoce des résultats allégués. Des associations de patients, puissantes et instrumentalisées par les lobbies pharmaceutiques, s'en mêlent, font intervenir députés, sénateurs, etc., qui tous entonnent la même chanson : « Le gouvernement voudrait pour des économies priver les patients d'un médicament qui va leur sauver la vie. »

Je souhaiterais attirer l'attention des patients sur le rôle néfaste que jouent bon nombre d'associations manipulées, voire financées, par le lobby pharmaceutique, et l'aveuglement des politiques qui suivent ; les éclairer également sur les leurres agités devant les syndicats ou les partis politiques, qui aussitôt réclament la commercialisation rapide au nom des « droits acquis » ou des « emplois à préserver »...

Les médias crient haro sur l'administration anglaise quand elle a le courage de refuser le remboursement de ces drogues à peine arrivées sur le marché sans preuve d'efficacité ni d'innocuité. D'autres ont moins de fermeté ou plus d'inconscience. Les scandales répétitifs de santé publique auxquels ils doivent se préparer devraient les rendre prudents : épidémie de dégénérescence cérébrale dans 10 ans

---

152. ASCO : American Society of Clinical Oncology, dont le grand congrès annuel sur le cancer autrefois scientifique est devenu une grand-messe essentiellement commerciale, au même titre que le Salon de l'auto ou de l'agriculture.

ou 15 ans, qui sait ? Tout est imaginable mais personne ne sera coupable et encore moins responsable… Il est curieux de constater la manière dont les agences de sécurité sanitaire et les politiques manient le principe de précaution. Il y a peu ou pas de prudence pour autoriser ou rembourser les drogues, et la plus grande circonspection est de mise lorsqu'il s'agit de les retirer du marché. Il faut des preuves, des études, puis des contrôles de ces analyses et ainsi de suite. L'argent régente tout et le principe de précaution est utilisé uniquement si cela arrange les firmes. L'apprenti sorcier est roi.

Difficile de répertorier ici tous les inconvénients de ces médicaments d'exception : procédures écourtées de mise sur le marché, prix exorbitants, financement dérogatoire à l'hôpital public[153], inefficacité fréquente et gravité de leurs effets délétères croissants avec le recul. Quant à leurs avantages, ils restent encore bien faibles.

Avant d'approfondir la littérature médicale et économique concernant le prix des médicaments, je croyais naïvement que la cherté des médicaments était « le prix à payer pour les progrès thérapeutiques et la mise au point des médicaments de demain », un peu simpliste certes, mais crédible.

Mais le prix actuel de l'actinomycine D, première chimiothérapie commercialisée au monde dans les années soixante, a été multiplié par 10 au Canada, menant à la conclusion que tout n'est pas clair au royaume du médicament.

Voici la logique : les entreprises pharmaceutiques représentent dans le monde une capitalisation majeure (la seconde à Paris après les pétrolières). Elles constituent en

153. Les favorisant nettement par un budget spécial, hors budget global non facturé aux services, au temps de la T2A, tarification à l'activité.

bourse les valeurs refuges épargnées par la crise et engrangent des bénéfices incomparables pendant la tempête. En 2010, pour un chiffre d'affaires de plus de 30 milliards d'euros, Sanofi-Aventis a réalisé un bénéfice net de plus de 9 milliards d'euros, soit près de 32 %, pourcentage qu'aucune autre activité légale n'a atteint[154].

L'histoire de l'actinomycine D

Cette molécule[155] possède un effet antibiotique et antimitotique. Dans les années soixante, elle est utilisée en association avec la radiothérapie et devient un des premiers traitements des cancers des os et parties molles en dehors de l'amputation. Dans les années soixante-dix, elle entre dans le traitement du sarcome d'Ewing et de l'ostéosarcome[156]. C'est donc une ancienne drogue, remède toujours efficace, indispensable, utilisé aussi dans le traitement des cancers du rein et les tumeurs malignes du muscle strié chez l'enfant.

Il y a quelques années, la commercialisation de l'actinomycine D (sous le nom de Cosmogène Lyovac) devait s'arrêter en France. Il allait être commercialisé par le laboratoire Ovation. Pendant quelque temps, il fallut l'importer et demander une « autorisation temporaire d'utilisation »[157]. Nous fûmes très en colère car les demandes

---

154. Le rapport bénéfices/chiffre d'affaires dans l'industrie pétrolière et l'électronique est, au mieux, proche de 5 %.
155. Découverte en 1940 par S.A. Waksman.
156. Principales tumeurs malignes de l'os chez l'enfant, l'adolescent et l'adulte jeune.
157. Appelée ATU nominative à l'Afssaps. Procédure habituellement utilisée pour les nouveaux médicaments n'ayant pas encore d'AMM.

d'ATU administratives sont longues et fastidieuses, et au terme des démarches, un médecin de l'agence décide de l'intérêt ou non de la demande. Il nous la refusa presque car les essais thérapeutiques en cours dans l'Ewing en France à ce moment ne l'utilisaient pas[158]. Nous eûmes beau expliquer que ce médicament était essentiel (notre schéma de traitement depuis 1986 pour l'Ewing[159] obtint avec l'actinomycine 90% de guérison à vingt ans[160]), tout se passa comme si nous faisions une expérimentation nouvelle sans déclaration d'essai. Pendant ce temps-là, le Mediator ou le Celebrex continuaient à circuler tranquillement, et il se passait alors bien des choses opaques dans les bureaux de l'Afssaps. Le prix de cette vieille drogue commercialisée depuis plus de 50 ans était renégocié. La fiche actuelle de l'Afssaps mentionne seulement l'autorisation d'AMM de 2005 avec indication du nouveau prix. Il me fut impossible de trouver les prix comparatifs de l'actinomycine ancienne et actuelle en France. La notion de transparence reste très floue dans notre beau pays. Après ce bras de fer avec l'Afssaps, le jeu se calma. Le médicament fut livré par la pharmacie hospitalière. Il est actuellement commercialisé et importé

158. La tendance à confondre « essai en cours » et « traitement de référence » en France n'est pas gratuite : c'est l'argument pour convaincre les parents de soumettre leur enfant à l'essai sous prétexte d'un « meilleur » traitement actuel.

159. Cela permettait d'obtenir 90 % de guérison à long terme chez l'enfant de moins de 18 ans pris en première main et opéré.

160. [153] Résultats publiés à de nombreuses reprises et en particulier lors de l'ASCO : Nicole Delépine *and al.* « Long term favorable outcome in children with combinated modalty therapy and conservative therapy », Journal of Clinical Oncology, 2005 vol.23 n°16.

par une firme européenne. Quels furent les tractations, les enjeux ? Je n'ai pu découvrir le fond de l'histoire.

Lorsqu'en 2006 Merck décida de vendre ses droits sur Mustargen et Cosmogène (notre actinomycine D) au laboratoire américain Ovation, ces deux médicaments représentaient des ventes d'un million de dollars en 2004, ce qui présentait peu d'intérêt pour les laboratoires, qui recherchent des blockbusters représentant au moins un milliard de dollars annuels par drogue[161]. Selon Saint-Onge[162], la transaction entre Merck et Ovation a conduit à multiplier par 10 le prix du Mustargen, commercialisé depuis 60 ans, et encore plus importante pour l'actinomycine D. Personne ne peut défendre des frais de recherche et de développement pour une drogue existant depuis 50 ans ! Saint-Onge signale qu'Ovation avait agi de la même façon en 2003, lors de la reprise d'un traitement pour la porphyrie, maladie orpheline, faisant passer le prix du traitement de 230 dollars la dose à 1 900 dollars. Qui peut encore rester dupe du coût de recherche, responsable affiché de prix délirants ?

Le problème de la fixation du prix de remboursement du médicament est politique. Les laboratoires ne font qu'appliquer les lois des entreprises à but lucratif en faisant monter les enchères. À nous d'exiger de nos politiques de ne pas accepter ces prix invraisemblables et injustifiés.

---

161. Chaque année, des monceaux de médicaments intéressants mais sans espoir de devenir des blockbusters finissent à la poubelle.
162. SAINT-ONGE (Jean-Claude), *Les Dérives de l'industrie de la santé*, Montréal, Écosociété, 2007, p. 133.

L'histoire de l'Avastin[163] *et ses récents développements*

En 2005, l'Avastin était présenté comme un des médicaments qui allait révolutionner le traitement du cancer. Il allait, avec les autres thérapies ciblées, entraîner une transformation radicale du traitement et donc du pronostic du cancer, future maladie « chronique ». C'est tout juste si on n'allait pas jusqu'à prétendre qu'en 2010, il n'y aurait plus de victimes du cancer. Grâce à lui et aux autres molécules luttant contre l'angiogenèse, c'est-à-dire la multiplication des petits vaisseaux qui favorisent la multiplication des cellules cancéreuses, la révolution tant attendue arrivait enfin.

Dès les jours suivants, nos patients nous supplièrent de leur prescrire ce médicament miracle capable de prolonger de cinq mois en moyenne la durée de survie des patients atteints de cancer du colon métastatique, et de doubler la survie des malades atteints de cancer du pancréas – sans savoir qu'on passait (toujours d'après les données fournies par le seul laboratoire, sans authentification indépendante) d'un mois à deux mois et demi…

Le miracle Avastin ne s'est pas réalisé, mais la croissance miraculeuse des bénéfices du fabricant a bien eu lieu.

Auprès de quelques patients sans solution thérapeutique évidente, nous cédâmes nous aussi au mirage. Nous ne tardâmes pas à être déçus, découvrant, à côté de résultats minimes ou nuls, des complications graves : « De rares cas

163. L'Avastin est un anticorps monoclonal humanisé recombinant, qui agit sur le facteur de croissance de l'endothélium vasculaire. En 2005, il est autorisé dans le traitement de première intention du carcinome métastatique du colon ou du rectum, en association à une chimiothérapie à base de fluoropyrimidine.

d'encéphalopathie hypertensive et de leuco-encéphalopathies » (cf chapitre 7).

Si l'efficacité avait été réelle, nous aurions pu discuter de ce médicament, en pesant comme toujours les risques-efficacité. Mais les révélations sur les drogues miracles sont diffusées trop tôt, avant qu'on ait pu évaluer leur importance et la gravité des effets secondaires. Ces drogues ne justifient en aucun cas les prix monstrueux pratiqués et l'urgence de leur mise sur le marché. Sans la campagne de presse et la pression des patients conditionnés – qui qualifiaient parfois les administrations réticentes, comme celles des Anglais, de « pire que les nazis » – Big Pharma n'aurait jamais obtenu des prix si indécents[164] (en 2005, l'Avastin revenant à 2500 euros par mois par patient).

Les indications se sont alors multipliées à toute vitesse. Tout le monde a voulu sa cure d'Avastin. L'Agence du médicament américaine avait accordé à l'Avastin une AMM conditionnelle dans le cancer du sein en février 2008. Mais l'Avastin n'a apporté aucun bénéfice dans cette indication et a provoqué des effets secondaires graves, dont certains étaient potentiellement mortels, tels qu'hémorragies internes, perforations vasculaires, hypertensions et autres. Le 16 décembre 2010, la FDA décida de lui retirer son AMM en raison d'une balance bénéfices/risques clairement défavorable, mais seulement après avoir reporté plusieurs fois la décision, suite à de fortes pressions politiques et associatives. En Europe, les AMM ont été données définitives d'emblée,

164. http://oph.girmens.fr, le 19 février 2007.

malgré la quasi-inexistence de preuves de bénéfices apportés par ces médicaments, en particulier dans les cancers[165].

Sur le site de l'Afssaps, en février 2011, l'AMM de l'Avastin dans le cancer du sein est déclarée valide. Le résumé des caractéristiques n'est pas évident à trouver. L'internaute présume que l'agence y donne les raisons des différences d'indications en France et aux États-Unis, défend sa position avec clarté. Rien n'interdit d'espérer puisqu'un nouveau directeur vient d'arriver…

Était-il nécessaire de ruiner la Sécurité sociale (obligée, de surcroît, de diminuer bon nombre d'autres services) pour enrichir les laboratoires et calmer l'opinion publique abusée ? D'autant que les patients dont la survie allait être doublée n'étaient informés ni de la qualité de celle-ci, ni de ses effets secondaires. Il a été démontré depuis lors qu'un traitement palliatif bien conduit, associé à des médicaments connus, donnerait la même prolongation de vie et de façon plus agréable.

Avastin et ophtalmologie

« Les ophtalmologistes du monde entier sont confrontés à un paradoxe incroyable qui soulève des questions éthiques, économiques, scientifiques à propos du traitement de la dégénérescence maculaire liée à l'âge (DMLA). Est-il éthique de prescrire un médicament très onéreux, alors qu'un autre 40 fois moins cher est disponible ? Est-il licite de délivrer un

165. Voir le site http://pharmacritique.20minutes-blogs.fr/ : expression libre sur la santé et tous les lobbies et conflits d'intérêts qui la mettent en danger. Les rapports entre industrie pharmaceutique, médecine et usagers sont sous la loupe critique…

médicament non autorisé, alors qu'un autre bénéficie d'une autorisation ? » s'interroge J.-F. Girmens sur le même site[166].

Voici une autre polémique liée à l'usage de l'Avastin ou de son concurrent Lucentis dans le cas de la dégénérescence maculaire liée à l'âge. Celle-ci concerne un million de personnes à des degrés divers en France. La forme dite humide, dont il est ici question, est caractérisée par une prolifération de néo-vaisseaux derrière la rétine, responsables d'hémorragie et de cécité. Elle toucherait 30 000 à 50 000 personnes[167].

Dans les années quatre-vingt-dix, le chercheur américain Judah Folkman développe l'idée qu'en s'attaquant aux VEGF[168], c'est-à-dire aux facteurs de croissance stimulant les vaisseaux, il est possible de détruire la vascularisation d'une tumeur, et la tumeur elle-même. La firme Genentech met au point des anticorps anti-VEGF et vend deux brevets : l'un à Roche, qui produit l'Avastin, sus-cité contre le cancer du colon, et l'autre à Novartis, qui commercialise pour l'Europe le Lucentis, contre la DMLA. Les deux médicaments ont une structure similaire.

L'Avastin avait été préalablement testé sur une courte durée chez l'animal sur l'œil, sans succès notable. Le laboratoire, misant sur la vente de l'Avastin à grande échelle pour le cancer (« des millions de patients », prédisaient nos

166. http://oph.girmens.fr

167. Le seul traitement connu jusqu'à présent est le traitement par laser, puis la photothérapie, qui permettent de stabiliser la vision dans le meilleur des cas.

168. Facteur de croissance de l'endothélium vasculaire (*Vascular endothelial growth factor*).

oncologues sur les ondes[169]) abandonna rapidement les essais dans cette indication ophtalmologique. La firme Genentech décida de modifier la molécule pour l'adapter à l'œil[170]. Novartis acheta la molécule pour cette indication ophtalmologique et fit les essais thérapeutiques nécessaires à sa mise sur le marché. En octobre 2006, un essai sur 500 malades[171] conclut qu'une injection de Lucentis dans l'œil, toutes les six semaines, empêchait la dégradation de la vue et améliorait l'acuité visuelle.

Le Lucentis est autorisé aux États-Unis en 2006 au prix de 2 000 dollars la dose, puis en Europe en janvier 2007, avec un prix de 1 200 euros (demandé par la firme). Un troisième médicament, Macugen (Pfizer) circule sur le marché français depuis 2006, au prix de 687 euros.

Mais un ophtalmologiste traité pour un cancer du colon par Avastin améliora sa vision. L'information circula rapidement, et l'Avastin en injection intra-oculaire fut utilisé alors de manière « sauvage » aux États-Unis, pour des malades en train de perdre la vue, alors que le Lucentis n'était pas encore disponible outre-Atlantique. Des dizaines d'études pilotes portant sur des centaines de malades furent publiées avec des résultats aussi intéressants que ceux obtenus avec le Lucentis. Mais comme ces études ne sont pas randomisées,

169. Il faudrait qu'une loi impose aux chaînes de télévision de faire passer en bandeau, lors de l'interview des « leaders d'opinion », leurs liens avec les laboratoires, et surtout avec le laboratoire fabricant de la drogue dont il est question.

170. L'Avastin est un anticorps humanisé entier, le Lucentis n'en est que le fragment actif, plus petit donc, et dont l'affinité pour le VEGF aurait été multipliée par 100.

171. Publié dans le *New England Journal of Medicine*.

elles ne valent rien, ont estimé les experts de l'Afssaps. Il est clair que les patients qui voient à nouveau sont aveuglés par leur enthousiasme. Les experts français qui défendent le Lucentis après l'avoir expérimenté sont-ils au-dessus de tout soupçon de conflit d'intérêts ?

Genentech avoue que les essais cliniques du Lucentis ont été parmi les plus chers au monde : plus de 6 000 patients ont été suivis avec des tests ophtalmologiques compliqués et des examens médicaux mensuels. L'Avastin n'a pas bénéficié d'un essai lourd pour cette indication. L'expérience américaine ne vaut rien et le mythe des essais randomisés comme seule possibilité de « prouver » l'utilité d'un médicament a été une nouvelle fois agité. Les études dites pilotes (c'est-à-dire des observations sur des patients traités sans placebo) sont tout aussi informatives, surtout quand elles reposent sur de nombreux cas et sont réalisées avec des données vérifiables par des médecins sans conflit d'intérêts. Les vendeurs de Lucentis insistent sur le risque d'accident vasculaire que présente Avastin, contrairement à leur produit. Mais qui peut les croire puisqu'il s'agit de la même molécule ?

En 2010, l'injection de Lucentis, molécule de référence, est très coûteuse (1 290 euros) et il faut plusieurs injections annuelles. Pour réduire les coûts sans perdre en efficacité, les contrôles sont multipliés – un par mois – afin de n'injecter le produit que si nécessaire. Ce procédé a déjà permis de diminuer le nombre total d'injections réalisées tout en gardant une excellente efficacité du traitement.

L'injection intra-oculaire d'Avastin coûte seulement 30 euros. Il n'a pas d'autorisation de mise sur le marché pour cette indication, d'où une étude demandée par l'Afssaps, dont les résultats seront connus en 2013... Pendant ce temps, la Sécurité sociale rembourse à 100 % les injections de Lucentis – et en attendant, le Spasfon et l'aspirine ne sont plus remboursés.

Histoire emblématique de gros sous et de conflits d'intérêts – Pourquoi payer un médicament 50 euros quand on peut dépenser 30 fois plus ?

« Ils » se cachaient derrière la science et les essais thérapeutiques randomisés, mais ils furent démasqués. Les médecins de Medicare[172], qui défendent l'argent de l'État fédéral, ont révélé l'étude menée par le Pr Rosenfeld[173] et un groupe de médecins du système Medicare avant sa publication. Philip Rosenfeld, ophtalmologiste de l'université de Miami, estime que le Lucentis et l'Avastin sont équivalents alors que, sur une année, Lucentis revient à 537 millions de dollars au système Medicare tandis qu'Avastin ne représente que 20 millions (pour l'ophtalmologie). Leur conclusion économique est sans appel : Medicare peut économiser plus de 500 millions de dollars par an (soit 400 millions d'euros environ). Le gouvernement américain aurait possédé cette information depuis un an mais en aurait empêché la diffusion et la publication dans les journaux médicaux.

Une autre étude publiée dans le *BMJ*[174] rapporte que sur 131 patients de 81 ans de moyenne d'âge ayant reçu soit de l'Avastin, soit le traitement par Macugen (un autre

172. Medicare est la structure qui rembourse les soins des citoyens américains âgés de 65 ans et plus.

173. *Wall Street Journal*, 17 juin 2010.

174. Tufail (Adnan) *et al.*, « Bevacizumab for Neovascular Age Related Macular Degeneration (ABC Trial): Multicenter Randomised Double Masked Study », *BMJ*, vol. CCCXL, 2010, pp. 2-10.

anti-antigiogénique), on note une amélioration certaine de l'acuité visuelle des patients recevant l'Avastin, au terme de 54 semaines de suivi, sans constater d'effets secondaires ophtalmiques sévères. Il n'y a plus qu'à enquêter sur les conflits d'intérêts en Europe comme aux États-Unis. Qu'attend l'Afssaps pour autoriser cette utilisation de l'Avastin en France et gagner quelques millions d'euros sans préjudices pour la santé des patients ?

De quoi et de qui dépendent les prix ?

Le Comité économique des produits de santé (CEPS)

En France, c'est le Comité économique des produits de santé, créé en 2005[175], qui fixe les prix.

« I. – Il est créé, auprès des ministres compétents, un comité économique des produits de santé. Le comité contribue à l'élaboration de la politique économique du médicament. Il met en œuvre les orientations qu'il reçoit des ministres compétents, en application de la loi de financement de la Sécurité sociale.

Les prix de vente au public des médicaments, les tarifs et, le cas échéant, les prix des produits et prestations fixés par le comité sont publiés au *Journal officiel de la République française.*

Le comité comprend, outre son président et deux vice-présidents choisis par l'autorité compétente de l'État en raison de leur compétence dans le domaine de l'économie de la santé, quatre représentants de l'État, trois représentants

175. Modifié par la loi n° 2005-102 du 11 février 2005 – art. 62, *JORF*, 12 février 2005.

des caisses nationales d'assurance-maladie et un représentant de l'Union nationale des organismes d'assurance-maladie complémentaire [...] »

L'article III précise que le rapport d'activité établi par le comité est remis chaque année au Parlement.

L'article IV s'attaque aux conflits d'intérêts :

« IV. – Les membres du comité ne peuvent, sous les peines prévues à l'article 432-12 du Code pénal, prendre part ni aux délibérations ni aux votes s'ils ont un intérêt direct ou indirect à l'affaire examinée. Les personnes collaborant aux travaux du comité ne peuvent, sous les mêmes peines, traiter une question dans laquelle elles auraient un intérêt direct ou indirect.

Les membres du comité adressent au président de celui-ci, à l'occasion de leur nomination ou de leur entrée en fonctions, une déclaration mentionnant leurs liens, directs ou indirects, avec les entreprises ou établissements dont les produits entrent dans son champ de compétence, ainsi qu'avec les sociétés ou organismes de conseil intervenant dans ces secteurs. Le président adresse la même déclaration à l'autorité compétente de l'État. Cette déclaration est rendue publique et est actualisée par ses auteurs à leur initiative. »

Y siègent également, à titre consultatif, un représentant de la direction des hôpitaux et de l'organisation des soins, et un représentant du ministère de la Recherche.

Malheureusement, les membres sont invariablement désignés dans le même cercle. Ne peut-on pas imaginer une meilleure représentativité des acteurs de la santé, et en particulier des pharmaciens et des prescripteurs, qui pourraient être élus par leurs groupes représentatifs ?

Des prix fixés par conventions[176]

Le CEPS fixe les prix par conventions avec les entreprises. Ces conventions doivent à la fois s'inscrire dans une convention plus générale – dite « accord cadre » – conclue pour quatre ans entre le CEPS et le Syndicat de l'industrie pharmaceutique, et se conformer aux orientations que les ministres donnent au CEPS tous les ans.

L'accord cadre et les orientations des ministres au CEPS portent sur le niveau des prix, les modalités particulières de fixation des prix et le calcul des remises de fin d'année que les laboratoires pharmaceutiques doivent à l'assurance-maladie en cas de dépassement des volumes prévisionnels de vente des médicaments.

À défaut d'accord avec l'entreprise, le CEPS peut fixer de façon unilatérale le prix du médicament.

Comment est fixé le prix des médicaments remboursables ?

Après l'obtention de l'autorisation de mise sur le marché (AMM), si l'entreprise fabriquant ce médicament souhaite que la spécialité soit remboursable par la Sécurité sociale ou disponible à l'hôpital, elle dépose une demande à la Haute Autorité de santé (HAS) en vue d'un examen par la Commission de la transparence.

– La Haute Autorité de santé

Suite au décret du 20 décembre 2004, la HAS voit ses membres nommés sur « désignation » : deux membres

176. D'après la revue *Actualités* n° 185, avril 2005.

désignés par le président de la République, deux par le président de l'Assemblée nationale, et deux par le président du Conseil économique et social. Elle fixe les recommandations de bonnes pratiques souvent présentées comme opposables, en d'autres termes obligatoires.

– La Commission de la transparence[177]

La composition de la Commission de la transparence a été fixée par décision du collège de la HAS en date du 12 mars 2008. Les membres ont obligation de confidentialité et devoir de réserve. Nous sommes donc censés tout ignorer de leurs discussions et argumentations. La transparence a des limites.

La Commission prononce un avis scientifique sur le service médical rendu par le médicament (SMR) et sur son intérêt par rapport à la thérapeutique déjà présente sur le marché (ASMR : amélioration du SMR), car les prix de vente des médicaments remboursables ne sont pas libres. Cette fixation étatique du taux de remboursement représente même l'arme principale de la régulation des médicaments.

Officiellement, « les médicaments qui n'apportent ni ASMR, ni économie dans le traitement médicamenteux sont exclus du remboursement par la Sécurité sociale »[178]. Après avis de la Commission de la transparence sur l'ASMR, et selon les modalités de la politique conventionnelle votée par

177. Créée par l'article R. 163-15 du Code de la Sécurité sociale, la Commission évalue les médicaments ayant obtenu l'AMM, lorsque le laboratoire qui les exploite souhaite obtenir leur inscription sur la liste des médicaments remboursables.

178. Art. R. 163-5-1 2e alinéa du Code de la Sécurité sociale.

le Parlement, les prix accordés aux fabricants sont fixés par convention entre le laboratoire et le Comité économique des produits de santé, ou, à défaut, par arrêté ministériel.

Une référence aux prix internationaux

L'accord cadre conclu entre le CEPS et le LEEM[179] prévoit que, « sauf exception justifiée par une spécificité du marché français, les conventions garantissent pour les médicaments d'ASMR égale ou supérieure à III, sur une période de cinq ans à compter de leur inscription au remboursement, que le niveau de prix ne soit pas inférieur au prix le plus bas parmi ceux pratiqués sur les quatre marchés européens comparables », à savoir l'Allemagne, l'Espagne, l'Italie et le Royaume-Uni.

Mais le prix final du médicament comprend aussi la rémunération des grossistes-répartiteurs et des officinaux. Ce prix sur les médicaments remboursables (hors génériques non soumis au tarif forfaitaire de responsabilité : TFR) est fixé par arrêté avec deux dispositifs réglementaires : la marge dégressive et les remises.

Quel est le marché des médicaments remboursables ?

En 2007, les médicaments remboursables représentaient en France 74 % du chiffre d'affaires de l'industrie du médicament.

179. LEEM : Le Syndicat national de l'industrie pharmaceutique, devenu en 2002 « les Entreprises du Médicament ».

Prix des médicaments à l'hôpital

Les ventes aux hôpitaux et cliniques représentaient 19,4 % du chiffre d'affaires de l'industrie du médicament en France en 2007. Les médicaments vendus aux hôpitaux sont soumis à une réglementation prévue par le Code de la santé publique (agrément aux collectivités). Les achats par les établissements publics de santé sont régis par le Code des marchés publics.

Avec la mise en œuvre de la tarification à l'activité (T2A), les achats des médicaments sont déterminés par rapport aux activités hospitalières.

Après l'obtention de l'AMM, les médicaments sont inscrits sur la liste des collectivités publiques et sur la liste de rétrocession ou la liste hors T2A par décisions ministérielles. En d'autres termes, les nouveaux médicaments hors de prix et vedettes sont mis sur une liste à part, qui permet aux hôpitaux de se les faire rembourser indépendamment de leur activité et du budget de l'hôpital.

Modalités particulières en cas d'urgence ou de ventes à l'hôpital

Le délai de fixation de prix d'un médicament est réglementairement limité à 180 jours, pour obtenir l'avis de la Commission de la transparence et conclure une convention avec le CEPS. L'accord cadre prévoit que la fixation du prix ne dépasse pas 75 jours après l'avis de la Commission de la transparence.

En cas de médicaments particulièrement innovants et dont la commercialisation doit être accélérée, comme l'autorise l'article L.162-17-6 du Code de la Sécurité sociale, l'accord cadre conclu entre le CEPS et le LEEM organise une procédure dite de dépôt de prix, ouverte aux médicaments d'ASMR I et II, ainsi qu'à ceux d'ASMR III dont le chiffre d'affaires prévisionnel est inférieur à 40 millions d'euros en troisième année de commercialisation.

L'entreprise doit demander un prix cohérent avec celui des quatre marchés européens de référence, prendre des engagements de remises en cas de dépassement des volumes de vente et de réalisation d'études demandées par le CEPS pour vérifier l'usage du médicament en pratique médicale réelle. Le prix demandé est obtenu en une quinzaine de jours.

Quelles sont les marges sur le prix des médicaments remboursables ?

La marge des grossistes-répartiteurs est égale à 9,93 % du prix fabricant hors taxe de référence (PFHT) jusqu'à 22,90 euros ; 6 % entre 22,90 et 150 euros ; 2 % entre 150 et 400 euros.

La marge des pharmaciens officinaux est égale à 26,1 % du PFHT jusqu'à 22,90 euros, 10 % entre 22,90 et 150 euros, et 6 % au-delà ; s'ajoute un forfait par boîte de 0,53 euro. Les remises accordées aux pharmaciens par les grossistes-répartiteurs ou les laboratoires sont plafonnées à 2,5 % du prix de vente aux pharmaciens pour les médicaments remboursables non génériques, et à 17 % du PFHT pour les médicaments génériques et les princeps (originaux) sous TFR.

Le taux de TVA appliqué aux médicaments remboursables est de 2,1 %. Mais la totalité des taxes perçues par l'État est de 6,6 % : taxes sur les ventes directes, la promotion, les redevances à l'Afssaps, les remises à l'Acoss (Caisse nationale des Urssaf), la contribution des répartiteurs à l'Acoss, la

TVA. Sur le chiffre d'affaires des médicaments remboursables vendus par l'officine, exprimé en prix publics, le fabricant a perçu 67,6 % en 2007 (source LEEM, CSRP, 2008).

Quelles sont les marges sur le prix des médicaments non remboursables ?

Les prix des médicaments non remboursables par la Sécurité sociale (principalement ceux qui peuvent faire l'objet de publicité directe auprès du public) sont fixés librement par les fabricants depuis le 1er juillet 1986. Mais les industriels se sont engagés, début 2008, dans un accord de bonnes pratiques de gestion des prix (principes de la loi Chatel pour le pouvoir d'achat).

La rémunération de la distribution est également libre, et le taux de TVA appliqué aux médicaments non remboursables est de 5,5 %. Cette catégorie de produits représentait 6,3 % du chiffre d'affaires de l'industrie du médicament opérant en France, en 2007. Ces médicaments entrent désormais dans le jeu de la concurrence, même dans les pharmacies. D'après l'UFC-Que choisir, les marges ont augmenté mais leur montant est difficilement contrôlable.

Près de 400 médicaments peuvent être proposés en libre-service dans les pharmacies. Pour un même médicament, les prix peuvent varier du simple au triple selon les marques. Pour certaines pathologies, il est également possible de demander des boîtes de trois mois pour éviter de payer plusieurs fois la même franchise.

Certains médicaments en libre-service ont un équivalent remboursé par la Sécurité sociale. Ces équivalents sont également accessibles sans ordonnance. Contrairement aux médicaments en libre accès, leur prix est fixé par les pouvoirs publics. Ces produits, qui sont obligatoirement délivrés par le pharmacien, sont souvent moins chers que leurs équivalents en libre-service. Ils bénéficient notamment d'une TVA plus avantageuse (2,1 % pour les produits remboursés, contre 5,5 % pour les non remboursables).

Le même médicament peut ainsi être commercialisé à différents prix. Prenons l'exemple de l'ibuprofène, produit antidouleur : la boîte de 20 comprimés de Nureflex (200 mg) est 60 % moins chère que celle de Nurofen (200 mg), disponible en libre-service. Repérez la DCI, dénomination commune internationale, soit le nom de la molécule contenue dans le médicament, et vous constaterez que l'ibuprofène est commercialisé sous une vingtaine de marques différentes. Pourquoi un tel écart de prix ?

Les associations de patients doivent se battre pour obtenir la transparence des commissions et la suppression immédiate des procédures d'urgence. Il faut dénoncer haut et fort le bradage de la Sécurité sociale. À terme, elle ne pourra pas longtemps maintenir de tels prix.

Nous devons encourager les gouvernements et non les fustiger – comme le fut souvent l'Angleterre – si l'un d'entre eux a le courage de refuser le feu vert à un médicament pour un gain de survie minime, et ce même si la FDA le lui a donné. Il faut former les médecins afin qu'ils prescrivent les nouveaux médicaments uniquement dans les situations où leur utilité et leur efficacité sont prouvées.

Les prix des médicaments et le chantage sur les emplois

Les prix sont fixés par le gouvernement. Les responsables insistent sur les pressions des firmes qui menacent de délocaliser et de détruire des emplois s'ils ne sont pas raisonnables, c'est-à-dire s'ils n'acceptent pas des prix exorbitants. Chantage qui n'empêche pas la fuite des emplois. En janvier 2011, un article du *Point*, signé Domitille Arrivet, a confirmé la diminution des emplois dans le secteur pharmaceutique français – preuve s'il en était besoin que le chantage à l'emploi pour obtenir les prix majeurs n'est qu'un leurre, pour ne pas dire une escroquerie.

Ainsi, d'après le LEEM, le secteur, qui compte en France plus de 106 000 personnes, réduit structurellement ses effectifs. En 2009, la réduction a porté sur 2 000 postes, soit une baisse de 1,7 % des emplois. Une décrue déjà observée en 2008 (-1,24 %) et qui fait suite à une stabilité en 2007. Aux suppressions de postes en cours chez Pfizer, Lilly, GSK et AstraZeneca se sont ajoutées celles de Sanofi-Aventis (575 emplois en France) et Roche (2 000 postes en Europe). Le journaliste dit pudiquement que les labos orientent leur stratégie vers les molécules « à plus forte valeur ajoutée » – soit les blockbusters.

Puisqu'il s'agit d'un problème mondial, battons-nous ensemble comme les groupes de pression du sida avaient su le faire. L'UICC[180] à Genève reçoit de nombreux appels de ligues nationales contre le cancer qui se demandent ce qu'il faut faire. « Il y aura probablement un jour une révolte de l'opinion publique qui va obliger la pharma à adopter une autre politique. »[181]

180. Fondée en 1933, l'UICC (International Union for Cancer Control) est la plus grande organisation mondiale de lutte contre le cancer, avec plus de 400 organisations présentes dans 120 pays.

181. www.uicc.org

CHAPITRE IX

Les vaccins : le marché idéal

« Attaquer notre vaccin c'est attaquer la France. »[182]
« La vaccination c'est bon pour la santé,
c'est bon pour les actionnaires. »[183]

Le rêve de tout responsable de l'industrie du médicament de traiter l'ensemble d'une population est atteint grâce aux vaccinations préventives. Depuis la grippe H1N1, le marché mondial des vaccins antigrippaux représente 25 % du marché des vaccins, lui-même évalué à 14 milliards de dollars en 2008.

Pourtant, les vaccinations représentent un risque comme tout traitement. Elles bénéficient dans l'imaginaire collectif

182. Jean-Yves Garnier, président de Pasteur Vaccin, après un article sur le vaccin contre l'hépatite B, en 1983.

183. Rapport annuel de Rhône-Poulenc sur sa filiale Pasteur-Mérieux.

Les deux citations sont empruntées au livre de GIACOMETTI (Éric), *La Santé publique en otage*, Paris, Albin Michel, 2001 ; disponible sur www.revah.fr, site des victimes du vaccin contre l'hépatite B.

d'une aura acquise depuis l'époque des grandes épidémies, et renvoient aux images d'Épinal de Jenner ou de Pasteur sauvant des enfants. L'armée les considère indispensables, en particulier lors d'opérations extérieures, comme ce fut le cas à Madagascar où la maladie a tué beaucoup plus de soldats que le combat.

Les vaccinations, comme la recherche médicale, constituent des tabous. Vouloir en évaluer le bénéfice et le risque, c'est s'exposer à passer pour un anti-scientifique attardé, ou le membre d'une secte. Éric Giacometti en a fait l'expérience avec son livre sur le vaccin contre l'hépatite B, fruit de quatre années d'enquête. « Les dangers potentiels des médicaments et, davantage encore, d'un vaccin, sont un sujet tabou. Des victimes d'effets secondaires ? Cela n'existe pas. «Vous avez affolé 25 millions de Français vaccinés. Vous aurez des morts sur la conscience. Pensez-y quand vous publierez votre prochain scoop.» Cette accusation lancée par un mandarin n'a cessé de m'obséder pendant ces quatre années et m'a valu quelques nuits blanches. »[184]

Pourtant, le bénéfice d'une vaccination se réduit au fur et à mesure que sa mise en œuvre produit les effets espérés. Plus la fréquence de la maladie se réduit, moins les bénéfices individuels de la vaccination sont importants, tandis que le risque vaccinal menace tous les vaccinés. Ainsi, beaucoup de vaccinations utiles à un moment ont une balance bénéfices/risques actuelle devenue médiocre, voire mauvaise, sans forcément une révision fondamentale de leurs indications officielles. Enfin, ces décisions, qui nous concernent tous, sont prises sur les conseils intéressés d'experts qui ont pour la

184. GIACOMETTI (Éric), *op. cit.*

plupart des liens d'intérêts avec les firmes qui fabriquent les vaccins. À titre d'exemple, les campagnes vaccinales les plus récentes contre l'hépatite B, les papillomavirus[185] et contre les grippes, en sont la preuve.

L'hépatite virale

L'hépatite virale est une infection due à différents virus (principalement A, B et C) qui donnent la jaunisse (couleur jaune de la peau liée à l'incapacité temporaire du foie atteint à traiter la bilirubine). L'hépatite virale est une maladie rarement aiguë et méchante, plus généralement bénigne, mais elle peut se compliquer en devenant chronique (environ 10 % des cas), en se transformant en cirrhose du foie (environ 1 %) et dans de très rares cas (environ 0,2 à 0,3 %) conduire à un cancer du foie.

Le virus de l'hépatite A se transmet par la bouche, les boissons et les aliments contaminés. Sa prévention repose avant tout sur l'hygiène, le contrôle des eaux usées et des eaux de boisson. Le virus de l'hépatite B se transmet par les liquides biologiques : le sang (en particulier lors d'usage de drogue par injection, le sperme et les sécrétions vaginales donc aussi lors de rapports sexuels non protégés).

En France, la prévalence du virus de l'hépatite est mal connue car la maladie n'est pas à déclaration obligatoire.

---

185. Deux familles : l'un affecte la peau (responsable d'affections bénignes : verrues de la main et de la voûte plantaire), l'autre les muqueuses, il est sexuellement transmissible, à l'origine de lésions précancéreuses (dysplasies) et mis en cause dans le cancer du col de l'utérus si la dysplasie n'est pas traitée.

D'après l'OMS[186], nous appartenons à une zone de faible prévalence (moins de 2 % de porteurs chroniques). L'incidence de l'hépatite virale était estimée entre 0,5 et 1 % mais sans base de données nationales fiable. Des enquêtes régionales sériées font penser que l'incidence réelle est beaucoup plus faible et qu'elle a fortement baissé entre 1985 et 1990[187] du fait de la sécurisation de la transfusion sanguine et de mesures de prévention anti-sida. Une étude de la prévalence chez les médecins hospitaliers (population particulièrement exposée) confirme cette baisse : déjà avant la vaccination, entre 1980 et 1991, le nombre d'hépatites B *symptomatiques* avait été divisé par 15.

La transposition de ces enquêtes à l'échelle de l'Hexagone donne une incidence nationale de l'hépatite d'environ 1 000 pour l'année 1995, date de la vaccination. Une si faible incidence de l'hépatite permettait d'estimer l'incidence des hépatites chroniques entre 300 et 400, celle des cirrhoses à moins de 50 et celle des hépatocarcinomes post-hépatite à moins de 10. L'incidence du cancer du foie était élevée (7 000 cas annuels) et de mauvais pronostic (moins de 10 % de chance de guérison) mais relevait de nombreuses causes.

L'hépatite virale (surtout celle due au virus B, dans sa forme chronique active ayant évolué vers une cirrhose) est responsable de certains de ces cancers mais leur nombre inconnu est certainement plus près de 50 (entre 30 et 50)

---

186. Organisation mondiale de la santé dont le siège est à Genève.
187. Enquête sur la survenue d'une épidémie d'hépatite liée au virus HB dans une pouponnière à Lyon publiée dans le *Bulletin épidémiologique hebdomadaire de l'INVS*, n° 37, 24 septembre 1984.

que des 3 500 cas avancés par les experts proches des laboratoires fabriquant les vaccins[188].

Le premier vaccin contre l'hépatite B a été mis au point par une équipe française en 1976 et l'autorisation de mise sur le marché obtenue en 1981. En 1982, une circulaire de la Direction générale de la santé recommanda la vaccination chez le personnel de santé et, en 1984, le remboursement par la Sécurité sociale fut obtenu. Aux États-Unis et au Canada, la vaccination sélective des groupes à risque (transfusés fréquents, toxicomanes utilisant des drogues parentérales) a été un échec.

Plutôt que de s'intéresser aux raisons de cet échec, les responsables de la santé publique, conseillés par des experts rarement désintéressés, ont préféré élargir les indications de la vaccination – aux voyageurs en pays à risque, aux insuffisants rénaux, hémophiles, polytransfusés, aux nouveau-nés de mères porteuses de l'antigène de l'hépatite (AG HBs positif)[189]. Pourtant, la transmission mère-enfant est peu fréquente. Maladie rare, transmission ponctuelle, protection inefficace (pas plus de cinq ans) ; à quoi sert de prendre le risque de toucher des nouveau-nés immunodéprimés non encore dépistés et dépenser l'argent public ?

En France, la vaccination a été rendue obligatoire en 1991, pour les personnels de santé, ainsi que pour les étudiants se préparant aux professions médicales. En 1992, le dépistage de l'antigène HBs est devenu obligatoire au sixième mois de grossesse, afin d'identifier les nouveau-nés à risque pour

188. GEORGET (Michel), *Vaccinations*, Escalquens, Dangles, 2005. (Une édition vient de paraître en 2011.)

189. AG HBs positif : porteur de l'antigène appelé HBs, signe d'une hépatite B chronique ou d'un porteur de virus inactif.

lesquels le vaccin contre l'hépatite B dès la naissance a été conseillé avec forte injonction. Cette même année, l'OMS avait décidé de recommander la vaccination des nourrissons dans tous les pays du monde, en stipulant que les pays de faible endémie (dont la France) pouvaient envisager la vaccination des adolescents plutôt que celle des nourrissons.

En 1994, le vaccin est autorisé par l'Agence du médicament et le remboursement par la Sécurité sociale est généralisé. Immédiatement, une campagne de vaccination nationale des préadolescents en classe de 6ᵉ est décidée par le ministère en charge de la Santé, et réalisée par l'Éducation nationale. Au mois de septembre, sans appel d'offres, l'Éducation nationale commande 1,5 million de doses au laboratoire SmithKline Beecham, dont le directeur de l'époque se trouvait être aussi le président du Syndicat national des industries pharmaceutiques. Parallèlement, une campagne de publicité sans précédent est réalisée, utilisant un bus itinérant, disséminant de fausses informations afin d'effrayer les adolescents et leurs familles, n'hésitant pas à prétendre contre toute réalité scientifique que « quatre milliards d'individus dans le monde étaient touchés par le virus » et qu'« on pouvait contracter l'hépatite B par la salive, le baiser, le partage d'objets familiers », ce qui est notoirement faux[190]. Le ministère de la Santé en 1995 alarme l'opinion publique. Devant les micros, le secrétaire d'État à la Santé annonce que « plus de 100 000 nouvelles

190. Le Doc (médecin français spécialisé en pédiatrie) a bafoué l'article 13 du Code de déontologie médicale et a délibérément violé les règles du serment d'Hippocrate en n'ayant aucun « souci des répercussions de ses propos auprès du public » et en ayant fait montre d'une évidente « attitude publicitaire ». Il aurait dû comparaître devant le Conseil de l'Ordre.

contaminations surviennent chaque année dans le pays ». Il y en aura au maximum 8 000. Les éminents spécialistes de la médecine déclarent sur les plaquettes publicitaires des laboratoires et à longueur de vaccinations que « les effets indésirables sont anodins et inexistants ». L'analogie du risque est couplée avec le sida qui est encore une peur collective. La confusion naît. Les institutions médicales usent de ce slogan terrible : « Hépatite B/sida. Même combat ».

Cette campagne mensongère fut très efficace sur les ventes : plus de 53 millions de doses vendues entre 1994 et 1996, 25 millions de Français vaccinés. Mais des voix discordantes se font entendre, l'inquiétude monte. En 1996, devant les doutes concernant l'innocuité de cette vaccination, une nouvelle campagne d'information est menée par le Comité français pour l'adolescence (CFA) auprès des médecins et du grand public. Ce comité subventionné par les laboratoires a augmenté ses rentrées d'argent de 450 % dès le début de la promotion avec l'aide de SKB et de... Fun Radio ![191]

En Italie, en 1991, un énorme scandale a mis en lumière la corruption organisée par les laboratoires qui commercialisaient le vaccin. Francesco de Lorenzo, ministre italien de la Santé, a touché 600 millions de lires quelques mois avant que ce dernier ne rende la vaccination obligatoire dans son pays. Plus d'une soixantaine d'autres membres tout-puissants du ministère de la Santé ont également été condamnés pour diverses fautes graves que le *Giornale per la Protezione della Salute*[192] qualifiait de « pratiques mafieuses ».

---

191. SIMON (Sylvie), *Les Dix Plus Gros Mensonges sur les vaccins*, Escalquens, Dangles, 2005 ; *Ce qu'on nous cache sur les vaccins*, Paris, Delville, 2006.

192. *Giornale per la Protezione della Salute*, n° 6, mars 1998.

Les nombreuses complications du vaccin contre l'hépatite B

La liste des effets indésirables signalée dans la presse internationale avant cette campagne était déjà longue : complications neurologiques, maladies démyélinisantes[193], affections oculaires et ORL (oto-rhino-laryngologie), mort subite du nourrisson, complications rhumatologiques, dermatologiques, rénales, cardiovasculaires, hématologiques. La célèbre myofasciite à macrophages[194] niée encore par beaucoup comme maladie authentique ne serait qu'une simple curiosité histologique (on découvre de l'aluminium dans le muscle des malades biopsiés). Les patients qui souffrent n'ont pas le même avis.

Une épidémie de SEP ?

La plus connue des conséquences désastreuses de la vaccination contre l'hépatite B est la sclérose en plaques, cette maladie neurologique progressivement invalidante[195]. De démentis en communiqués de presse, il est devenu évident qu'un lien inavouable existait entre l'explosion du nombre de cas de SEP en France et le vaccin. Début 1990, le nombre de SEP ne dépassait pas 25 000 dans notre pays. Les sources disponibles croisées font état

193. Destruction de la myéline (qui sert à isoler et protéger les fibres nerveuses) : la sclérose en plaques étant la plus classique.

194. Syndrome (ensemble de symptômes) caractérisé par des douleurs musculaires, articulaires, une fatigue, une légère fièvre ; diagnostiqué sur des malades ayant eu une vaccination contenant de l'hydroxyde d'aluminium.

195. Cf. chapitre VIII.

de 80 000 cas environ, et même un peu plus en 2006[196]. Bien des facteurs, études épidémiologiques croisées et livres laissent à penser que la responsabilité du vaccin est en cause. Mme Foucras raconte dans son témoignage poignant, *Le Dossier noir du vaccin contre l'hépatite B, mensonge d'État*[197], le martyre de son mari, jeune retraité vacciné (à risque, il aurait voyagé !), qui développa implacablement une autre maladie neurologique épouvantable, la sclérose latérale amyotrophique (SLA). Cette horreur sans traitement connu le conduisit inéluctablement à la paralysie totale et à la mort. Son épouse, convaincue du lien avec le vaccin, décida d'enquêter après son décès. Sa plainte pénale lui donnait accès au dossier, son statut de victime lui permit de parler, contrairement aux médecins qui risquent leur carrière et l'opprobre du milieu s'ils osent exprimer leurs inquiétudes. Curieusement, elle découvrit que l'incidence de la SLA, plus connue sous le nom de maladie de Charcot, avait triplé depuis 1996. Son témoignage comme d'autres, dont celui d'Éric Giacometti[198], confirment l'existence de milliers de patients atteints de pathologies diverses graves suite au vaccin, dont des aplasies médullaires[199] chez des adolescents. Malgré le flou entretenu en France, le silence assourdissant une nouvelle fois, la vérité finit toujours par sortir.

---

196. *Livre blanc de la SEP DGS*, 2006.
197. Foucras (Lucienne), *Le Dossier noir du vaccin contre l'hépatite B, mensonge d'État*, Paris, Éditions du Rocher, 2004.
198. Giacometti (Éric), *La Santé publique en otage, les scandales du vaccin contre l'hépatite B*, Paris, Albin Michel, 2001.
199. Destruction de la moelle.

L'étude du Dr M. Hernan[200] a confirmé que le risque de sclérose en plaques serait accru chez les personnes vaccinées contre l'hépatite B dans les trois années suivant le vaccin. L'analyse de son étude révèle que 11 des 163 malades atteints de SEP[201], soit 6,7 %, ont été vaccinés contre l'hépatite B dans les trois ans précédant l'apparition des premiers symptômes, contre 39 des 1 604 témoins, soit 2,4 %. Certes, personne ne sait si les sujets vaccinés atteints de SEP étaient prédisposés, si la vaccination a seulement accéléré le processus ou l'a créé *de novo*. En tout cas, le lien est patent. Des études sérieuses auraient dû suivre. Cette communication au congrès de pharmaco-épidémiologie de 2003, présentée à la conférence de consensus organisée par le ministère en France en 2004, n'a pas pesé lourd dans l'immédiat sur les indications de la vaccination. Elle a sûrement compté dans la suite et en particulier auprès des tribunaux. En 2008, le Pr M. Tardieu, missionné par les autorités, reconnut que l'un des vaccins contre l'hépatite B, Engerix B, semblait augmenter le risque de sclérose en plaques.

Aux États-Unis, depuis 1990, la loi fédérale oblige tous les médecins à déclarer les complications vaccinales au VAERS[202] dépendant de la FDA et du gouvernement américain. Or, entre le 1er juillet 1990 et le 31 octobre 1998, le VAERS a dénombré 24 775 effets secondaires du vaccin contre l'hépatite B, dont 9 673 cas très graves et 439 décès, parmi lesquels

200. École de santé publique de Harvard à Boston ; étude de cas témoins à partir de la banque de données du Royaume-Uni.

201. Analyse de tous les diagnostics certains de SEP (1993-2000) au Royaume-Uni.

202. Vaccine Adverse Event Reporting System : registre de déclaration des effets indésirables secondaires aux vaccins.

180 ont été classés « mort subite et inexpliquée du nourrisson »[203]. Quant aux enfants de moins de six ans (chez lesquels il n'existe officiellement « aucun problème » en France), entre 1999 et 2002, le VAERS a enregistré 13 363 accidents, dont 1 850 hospitalisations et 642 décès pour ce seul vaccin.

Le 14 juin 1999, le Dr J. Orient[204] a témoigné devant le Comité de réforme du gouvernement et évoqué les 4 600 dossiers impliquant, outre la sclérose en plaques, d'autres maladies centrales du système nerveux dont le syndrome de Guillain-Barré, le lupus érythémateux, l'augmentation inquiétante de l'asthme et du diabète insulinodépendant. « Pour la plupart des enfants, le risque d'une réaction grave au vaccin peut être 100 fois plus grand que le risque d'hépatite. »

Jurisprudence et hépatite B

En 1996, la première reconnaissance officielle mais cachée par le ministère du Travail et des Affaires sociales démontre que les autorités savaient, comme en témoigne une lettre de janvier 1996 signée par F. Vareille[205] :

« Au vu du rapport établi par l'expert, le Dr Martin, du centre de pharmacovigilance de Brest, la commission de règlement amiable des accidents vaccinaux lors de sa séance du 9 janvier a conclu que le lien de causalité entre la vaccination et les troubles observés devait être retenu. Au vu de cet avis favorable, je vous propose à titre d'indemnisation la somme de 100 000 francs en réparation des préjudices de toute nature

---

203. Simon (Sylvie), www.votresante.org/news, février 2008.
204. Présidente de l'Association de médecins et des chirurgiens américains (AAPS).
205. Sous-directeur des professions de santé.

consécutifs à la vaccination que vous avez subie. » En contrepartie Mme Larvor, la victime, fut tenue au silence.

Le 16 septembre 2004, le tribunal administratif de Melun a obligé la mairie de Limeil-Brévannes à reconnaître en accident de travail une sclérose en plaques post-vaccinale, et déclaré l'État responsable des conséquences dommageables de la vaccination subie dans le cadre de ses fonctions. Par un arrêt du 9 juillet 2009, la Cour de cassation confirme pour la première fois la condamnation d'un laboratoire fabriquant un vaccin anti-hépatite B « à indemniser les dommages consécutifs à une poussée de sclérose en plaques apparue chez un patient deux mois après l'injection du produit ». Cette même chambre avait admis dans les arrêts du 22 mai 2008 « la preuve de l'imputabilité de la sclérose en plaques au vaccin anti-hépatite B, ainsi que le caractère défectueux de ce produit, par des présomptions suffisamment graves, précises et concordantes ». L'arrêt rendu le 9 juillet 2009 est capital pour les victimes puisqu'il ouvre désormais la voie à la condamnation des laboratoires producteurs des vaccins anti-hépatite B.

Les conditions de la preuve de l'imputabilité de la poussée de la SEP à la vaccination sont au nombre de trois :

– situation d'incertitude scientifique, au sens d'absence de certitude, dans la mesure où l'état des connaissances scientifiques ne permet pas de déterminer l'étiologie de la sclérose en plaques ;

– apparition de la poussée dans un temps voisin de l'injection, environ sous deux mois ;

– rechercher et écarter les autres causes possibles du dommage, c'est-à-dire apporter la preuve d'absence d'antécédents familiaux ou personnels de la victime.

Dans l'arrêt du 9 juillet 2009, la Cour de cassation a aussi retenu le défaut d'information des patients, car dans la notice du *Vidal*, antérieure à 1996, « la poussée de sclérose en plaques ne figurait pas au nombre des effets secondaires indésirables possibles du produit ».

Aux États-Unis, au minimum 200 000 cas d'effets indésirables sont connus. Dans ce pays, un certain pourcentage est prélevé sur le prix du vaccin pour dédommager les accidents vaccinaux. Entre 1990 et 2000, 1 048 milliards de dollars ont été payés aux victimes et la somme maximale octroyée pour un décès ne peut excéder 250 000 dollars. Ce chiffre dément toutes les assertions officielles affirmant que rien ne prouve la nocivité des vaccins. « S'ils sont tellement inoffensifs, pourquoi tant d'argent attribué aux victimes ? »[206]

Sur la piste de l'aluminium

Depuis les premières observations, le nombre de cas de myofasciite à macrophages n'a cessé d'augmenter en France et dans le monde. De 2 cas recensés en 1995, aujourd'hui 6 diagnostics au minimum sont effectués tous les 10 jours dans les 4 centres français officiels. Depuis 1999, l'OMS[207] conseille vivement d'entreprendre des recherches afin d'évaluer les aspects cliniques, épidémiologiques, immunologiques et biologiques de cette maladie rare, mais ses recommandations ne sont pas suivies d'effets. En 1995, dans la revue britannique *Vaccine*, trois chercheurs suédois estimaient que « l'aluminium en tant qu'adjuvant devrait être réévalué ».

206. SIMON (Sylvie), *op.cit.*

207. Organisation mondiale de la santé.

En 2000, lors de son audition devant la commission d'enquête de l'Assemblée nationale sur le syndrome de la guerre du Golfe, le Pr Gherardi expliqua qu'il pourrait être lié à l'injection de certains vaccins et notamment ceux de l'hépatite A et B. Le Pr Louis Léry, ancien chef des vaccinations à l'Institut Pasteur de Lyon, précisa que « lorsqu'on veut déclencher une allergie chez des animaux pour une expérience médicale, on ajoute des sels d'aluminium à la substance que l'on veut tester, et ça marche ! » Selon une étude du Pr T. Shirakawa[208], l'augmentation importante de l'asthme, qui a doublé en France ces 20 dernières années avec 3 500 décès annuels, est davantage liée aux vaccins qu'à la pollution.

Le comité consultatif pour la sécurité des vaccins de l'OMS ayant été saisi de l'affaire conclut discrètement, dès octobre 1999 dans un rapport, « à un lien de causalité très probable entre l'administration d'un vaccin contenant de l'hydroxyde d'aluminium et la présence de la lésion histologique caractérisant la myofasciite à macrophages ».

Lors de sa session à Genève en juin 2004, le Comité consultatif mondial de la sécurité vaccinale (GACVS) reconnut que « l'innocuité des adjuvants est un domaine important et négligé » et qu'« il n'existe pas de modèle animal validé pour tester la sécurité des adjuvants ». Selon ce comité mondial, il faudrait tester les vaccins et leurs adjuvants en tenant compte de réactions indésirables rares et inhabituelles. Il estime que les études cliniques qui précèdent l'AMM d'un vaccin sont conduites sur trop peu de personnes pour prévoir ces réactions peu courantes. Les questions concernant l'innocuité exigeraient une connaissance approfondie

208. Churchill Hospital d'Oxford.

des effets des adjuvants sur la réponse immunitaire et les mécanismes associés, ce qui n'est absolument pas le cas. La réglementation actuelle devrait tenir compte des données scientifiques nouvelles concernant les adjuvants. « En tout état de cause, la mise à disposition de vaccins sans adjuvant aluminique serait de nature à régler le problème. » « Depuis que l'aluminium est utilisé, aucune étude n'a été publiée sur sa pharmacocinétique », poursuit le Pr Gherardi, auteur de la première étude sur cette question chez l'animal. « Mon mécontentement vient de ce que l'Afssaps, instance de régulation, a, d'une part, instruit le dossier à charge contre nous, alors qu'il me semble qu'elle aurait dû garantir une expertise neutre. D'autre part, elle a fini par convenir de la nécessité de poursuivre les programmes d'investigation sans en définir les modalités. On peut avoir la plus grande suspicion sur le fait qu'elle le fasse réellement. » Pourtant les vaccins sont des traitements de masse et non pas des maladies orphelines.

En 2011, l'Association d'entraide aux malades de myofasciite à macrophages a demandé aux autorités sanitaires de revenir sur une décision prise en 2004 sous l'effet, dit-elle, de conflits d'intérêts. Après une étude faisant apparaître la possibilité de liens entre l'aluminium des vaccins et la maladie, le CHU de Bordeaux avait suggéré en 2003 des é tudes complémentaires. En 2004, le Conseil scientifique de l'Afssaps avait cependant choisi de ne pas recommander de nouvelles études. 5 des 13 membres du Conseil scientifique et 3 des personnalités invitées présents lors des délibérations avaient des liens avec des fabricants de vaccins anti-hépatite B. Un courrier au directeur général de l'Afssaps demandant l'annulation de l'avis du Conseil scientifique n'a pas reçu de réponse.

Pour réclamer une nouvelle étude, l'association s'appuie sur des déclarations du ministre de la Santé Xavier Bertrand qui, à la suite de l'affaire du Mediator, a martelé que « toute décision prise par une commission concernée par un conflit d'intérêts serait nulle et non avenue ».

L'association relève que, depuis 2004, de nouvelles recherches explicitent la pénétration des particules aluminiques « dans des organes distants comme le cerveau où elles s'accumulent progressivement, pour ne plus en ressortir ». Des études canadiennes auraient aussi montré sur des souris la neurotoxicité de l'hydroxyde d'aluminium utilisé comme adjuvant vaccinal. Or, depuis 2008, il n'est plus possible de trouver de vaccins sans aluminium pour le DTPolio. Le vaccin contre l'hépatite B se trouve dans la liste publiée le 31 janvier 2011 par l'Afssaps faisant l'objet d'une surveillance renforcée, « en relation notamment avec la myofasciite à macrophages ». L'actualisation des données serait en cours. L'association demande que soit annulé l'avis de l'Afssaps de 2004 et que l'on « reprenne ce dossier ».[209]

Les risques que fait courir la vaccination contre l'hépatite B sont d'autant plus insupportables que son intérêt est insignifiant. Si l'on se réfère aux USA, depuis l'instauration de la vaccination, l'incidence (nombre annuel d'infections nouvelles par million d'habitants) globale des hépatites B aiguës n'a pas diminué mais progressé de 55 en 1981 à 63 en 1987. En France, la mortalité globale par cancer du foie qui constituait l'objectif officiel de la vaccination n'a pas non plus diminué, passant de 5 200 en 1990 (avant la vaccination) à 6 300 en 2004[210] alors que les campagnes d'information répétitives contre l'alcoolisme ont fait régresser sensiblement

209. AFP, 23 février 2011.

210. Atlas des mortalités par cancer publié par l'Inserm et l'Institut national du cancer.

la consommation d'alcool (première cause de cirrhose et de cancer du foie), au grand dam des professions viticoles.

Toxicité reconnue, efficacité non mesurable dans la prévention du cancer du foie... Mais ce vaccin procure aux laboratoires des bénéfices suffisants pour qu'ils aient mené des campagnes de corruption et de promotion mensongère lors de son lancement. Le vaccin contre l'hépatite B avait relancé le marché moribond des vaccins dans les années quatre-vingt-dix. En 1992, un an après le visa de l'OMS, il arrive en tête des ventes mondiales avec quatre milliards de francs, loin devant la grippe et le ROR (rougeole, oreillons, rubéole). Il représentait en 1994 le principal chiffre d'affaires de l'industrie pharmaceutique avec près de 600 millions de dollars de ventes annuelles. Il s'inscrivait au premier rang mondial des ventes de produits pharmaceutiques toutes catégories confondues, sans précédent pour ce type de produit.

Vaccins contre le papillomavirus, le Gardasil : prévention du cancer du col de l'utérus ou nouvelle escroquerie ?

Le roi du marketing méritait bien un prix pour « avoir réussi à créer un marché à partir de rien ».[211]

Une famille de papillomavirus humain (PVH) est responsable d'infections sexuellement transmissibles très contagieuses. Environ 80 % des femmes ont été atteintes au moins une fois dans leur vie par ce virus. Mais cette infection guérit facilement : « Dans 90 % des cas, même pour les formes les plus dangereuses, le système immunitaire

211. Article de Pharma Executive signé par Beth Herskovits en 2008 quand la firme Merck reçut un Phame Award couronnant les meilleures performances en marketing.

élimine spontanément la maladie », explique A. Lippman[212]. Chez les femmes atteintes de cancer du col, deux souches seulement sont retrouvées sur les 120 connues. Le virus, s'il ne disparaît pas au bout de quelques mois, peut être associé à un état précancéreux appelé dysplasie, dépistée par les frottis réguliers tous les deux à trois ans et toujours guérie par une mini-intervention appelée *conisation*, réalisée par le gynécologue qui retire la partie malade. C'est grâce à cette surveillance régulière des femmes dans nos contrées que le cancer du col a pratiquement disparu. Il fallait seulement ne pas faire disparaître la race des gynécologues et protéger cette profession en ouvrant des postes à l'internat et des postes de professeurs. En 2010, il ne reste que 1 000 gynécologues pour 30 millions de femmes et si rien n'est fait, 600 en 2015 et 180 en 2000 selon le site du Comité de défense de la gynécologie médicale[213]. Malgré plusieurs millions de signatures et des promesses des ministres successifs, la gynécologie est toujours malade et parallèlement sont privilégiées les vaccinations dangereuses qui coûtent beaucoup plus cher qu'une consultation de dépistage.

Lorsque la dysplasie n'est pas traitée, un cancer du col utérin peut apparaître dans lequel on retrouvera le virus. Mais la responsabilité directe de ce virus dans la genèse du cancer n'est pas prouvée ni seule en cause. Le cancer du col connaît

212. Chercheur au département d'épidémiologie de l'université McGill de Montréal.

213. Créé à Albi en 1997 à l'initiative de femmes et de gynécologues pour défendre cette spécialité en voie de disparition, la restauration d'un diplôme spécifique de gynécologie médicale, la garantie du libre accès au gynécologue de son choix, sans pénalisation de remboursement par la Sécurité sociale.

une grande inégalité de répartition selon les pays, 83 % des nouveaux cas survenant dans les pays en voie de développement. Le taux d'incidence varie de 2,5 cancers invasifs en Israël à 55 au Zimbabwe pour 100 000 femmes par an. En France, en 2000, l'incidence estimée par l'INSV serait de 8 et la mortalité très faible, moins de 1 000 décès en 2000. Le cancer invasif du col est d'évolution lente : plus de 10 ans depuis la primo-infection par le virus jusqu'aux lésions précancéreuses ! On a tout le temps de voir le gynécologue ou le généraliste qui fera les frottis réguliers.

Entre 1970 et 1980, avant le vaccin, le dépistage systématique du cancer *in situ* par frottis lors de la prescription des pilules avait entraîné une réduction de 50 % de la fréquence de ce cancer chez les femmes de moins de 50 ans (passant de 600 à 300). La probabilité d'être infectée par les souches virales susceptibles de provoquer des cancers (VPH 16 et 18) est évaluée à moins de 3 % des femmes de la population européenne[214]. La mortalité annuelle française par cancer du col de l'utérus tous âges confondus s'élevait à environ 1 500 cas en 2006 ; 800 au plus auraient potentiellement pu être prévenus par un vaccin dont l'efficacité dans la prévention du cancer reste toujours à prouver puisqu'il n'existe aucun recul sur une évolution aussi lente. La question du vaccin se poserait donc dans les pays émergents, mais qui peut payer 450 euros pour un vaccin ?

Plutôt que d'axer leur publicité sur la surveillance régulière des femmes par leur médecin, les firmes ont préféré utiliser

214. Étude réalisée en 2003 sur la population générale féminine de Barcelone ; SANJOSE (S.) *et al.*, « Cervical human papillomavirus infection in the female population in Barcelona, Spain », *Sexually Transmitted Disease*, vol. XXX, n° 10, 2003, pp. 788-793.

la peur et miser sur la prévention d'un cancer rare dans nos régions. Ils n'ont pas oublié de s'attacher la reconnaissance des leaders d'opinion et des décideurs politiques et même des jurés du prix Nobel. Ainsi, un professeur du Karolinska Institute, membre votant du comité du prix Nobel de médecine, siège parallèlement au conseil d'administration d'AstraZeneca depuis le 25 juillet 2007. Selon *Scientific American*, la firme lui a versé 30 000 dollars en 2007[215]. De surcroît, le président du comité Nobel qui décerne le prix de médecine, a travaillé en tant que consultant pour AstraZeneca[216]. Ils ont couronné leur scientifique vedette Harald zur Hausen au moment opportun, après qu'AstraZeneca a versé indirectement plusieurs millions de dollars à deux filiales de la Fondation Nobel[217]. Par l'intermédiaire de sa filiale américaine Medimmune, AstraZeneca perçoit des royalties (redevances sur la vente) des firmes Merck Sharp et Dome (pour le Gardasil) et Glaxo SmithKline (pour le Cervarix). La firme AstraZeneca avait tout intérêt à ce que le prix Nobel salue la découverte du chercheur allemand afin de renforcer le marketing des deux vaccins dont elle tire des bénéfices croissants. Affaire sans précédent, jusqu'à présent jamais l'intégrité du comité d'attribution du prix Nobel n'avait été discutée.

Au Canada, un lobbyiste de Merck est l'ancien conseiller à la Santé du Premier ministre canadien Stephen Harper, dont le gouvernement a débloqué 300 millions de dollars pour la campagne de Gardasil. Aux États-Unis, des

215. *Le Figaro*, 18 décembre 2008.

216. Jean-Yves Nau dans *Le Monde*, 18 décembre 2008.

217. Comme l'ont révélé la radio suédoise ainsi que plusieurs journaux allemands : *Badische Zeitung*, *Süddeutsche Zeitung*, et le journal suisse *Neue Zürcher Zeitung*.

campagnes agressives de lobbying de Merck ont conduit à des propositions d'institutionnalisation de cette vaccination dans au moins 39 États en 2007, malgré un coût estimé de 2 milliards de dollars pour la seule prise en charge par l'État fédéral des vaccinations des plus démunis. En France, depuis 2007, l'assurance-maladie rembourse à 65 % la vaccination contre les papillomavirus chez les jeunes filles de 14 ans et ose nous parler de déficit profond. Cette vaccination est la plus chère de l'histoire et coûte à peu près 407 euros par jeune fille vaccinée. En 18 mois seulement, 435 000 doses du traitement ont été administrées et 1,4 million de doses ont été vendues en un an.

Cette vaccination inutile n'est pas pour autant anodine. Le Gardasil n'a été testé que pendant six mois en 2006 par la FDA aux États-Unis et deux mois par Santé Canada, au lieu de quatre ans pour les autres vaccins développés antérieurement. Faute de recul, on ne connaît ni la durée précise de la protection de ce vaccin sur les infections, ni ses effets à long terme. Un rapport du National Vaccine Information Center américain estime que plus de 5 000 vaccinées ont dû consulter en urgence à cause de troubles cardiaques, syncopes, convulsions ou vertiges. Sans compter que dans le monde, 29 décès de jeunes filles pouvant être reliés au vaccin Gardasil ont été répertoriés. Judicial Watch, organisation indépendante qui surveille entre autres les effets secondaires du Gardasil signalés à la FDA, rapporte, entre mai 2009 et septembre 2010, 3 589 effets indésirables dont 789 sévères et 213 débouchant sur une invalidité permanente. Il y aurait 16 morts dont 4 suicides. La FDA estime être informée de moins de 10 % des effets indésirables des médicaments en général, alors pour Gardasil, combien de morts et de vies détruites ?

L'intérêt est quasi nul et les risques importants

Ainsi que le rappelle en janvier 2011 L. Tomljenovic[218] :

« L'efficacité du Gardasil dans la prévention du cancer du col de l'utérus n'a pas été démontrée et les campagnes de promotion ont été trompeuses. L'efficacité du Gardasil n'est pas établie car le vaccin n'a pas été essayé de manière adéquate dans le groupe d'âge à qui on l'administre actuellement. »

Le coût est exorbitant. La moyenne des prix de vaccins classiques se situe entre 10 et 15 euros contre 407 euros pour le Gardasil, soit, rien que pour la France, un marché potentiel global (toute la population féminine) de 12 milliards d'euros par tranche annuelle de 200 millions ! Les deux tiers de cette somme sont pris en charge par la Sécurité sociale qui est tellement en déficit qu'elle ne peut plus rembourser certaines aspirines.

Coût individuel sans précédent, efficacité non prouvée, complications rapportées en nombre croissant justifient ce communiqué de Judicial Watch lu par son président, Tom Fitton : « La FDA est censée être le gardien de la santé publique, et pourtant, l'agence continue de fermer les yeux sur ce qui semble être un problème de santé publique très grave. La pression du lobbying de Merck pour le Gardasil, relayée par les politiciens et les responsables de la santé publique, doit faire une pause pour que ces effets indésirables puissent être étudiés plus avant, les problèmes déjà sérieux associés à Gardasil semblent s'aggraver. Personne ne devrait exiger que ce vaccin soit imposé aux jeunes enfants. »

218. Dans un article sur le Gardasil : MATHIS (Rosemary), directrice de Sane Vax, Inc., « Vaccination: Evaluating the risks », www.naturalnews.com/031454_gardasil_risks.htlm, 23 février 2011.

Scandale du Mediator aidant, le *JO* du 22 septembre 2010 a fait paraître une interdiction de la publicité du Gardasil au motif qu'« en l'état actuel des données, il n'y a pas d'étude démontrant un effet préventif de la vaccination sur la survenue des cancers, le délai entre l'infection et l'apparition d'un cancer invasif étant estimé de 15 à 25 ans ». Il était temps ! Il apparaît, en 2011, comme son concurrent Cervarix, sur la liste de l'Afssaps des 59 spécialités sous surveillance à cause de son manque d'efficacité et de ses dangers ! La Sécurité sociale doit prendre rapidement la décision de ne plus le rembourser. Cela fera toujours quelques centaines de millions d'euros trouvés pour boucher le trou.

Vaccinations et antiviraux contre les grippes

La grippe est une maladie infectieuse contagieuse fréquente causée par trois virus à ARN de la famille des myxovirus (influenzae A, B et C), touchant les oiseaux, le porc et l'homme. La grippe saisonnière est bien connue car elle survient chaque année avec un nouveau virus. Elle se traduit par un ensemble de signes non spécifiques appelé syndrome grippal associant fièvre, grande fatigue, douleurs musculaires diffuses, toux, maux de tête, pharyngite. Chez le sujet sain, la maladie guérit habituellement en quelques jours sans séquelles. Des évolutions rares et graves sont cependant possibles, en particulier chez les sujets fragiles ou âgés justifiant une prévention vaccinale pour ces patients.

La mémoire collective reste cependant marquée par l'épidémie de grippe espagnole à virus influenza A (sous-type H1N1) qui sévit entre 1918 et 1919 et causa la mort de 30 millions à 50 millions de morts dans le monde, principalement de jeunes adultes. Depuis cette époque, les conditions socio-économiques (hygiène et alimentation) et sanitaires (les antibiotiques et l'immunité acquise contre les souches des précédentes pandémies) ont radicalement changé au moins dans les pays industrialisés et rendent la répétition de ce scénario catastrophe peu probable. C'est pourtant ce spectre que les laboratoires agitent régulièrement en espérant le rendre crédible pour doper leurs ventes.

2005 : première tentative couronnée de succès (financier). Les laboratoires parvinrent à manipuler les médias et abuser ou corrompre les politiques en utilisant la crainte suscitée par les premiers cas de grippe aviaire dus au virus H5N1 chez l'homme en 2003 et en faisant croire qu'une pandémie mortelle allait déferler sur l'Occident. En octobre 2005, dans une interview diffusée sur la BBC, Ab Osterhaus[219] déclarait : « Si le virus réussissait effectivement à muter de telle sorte qu'il se transmette ensuite entre humains, alors nous serions dans une situation complètement différente : nous pourrions nous trouver devant un début de pandémie. Il y a un vrai risque que le virus soit disséminé par les oiseaux dans toute l'Europe. C'est un risque réel que personne n'a pourtant pu évaluer jusqu'à présent, parce que nous n'avons pas mené les expérimentations. »

Pour appuyer son alarmant scénario de pandémie, le Pr Osterhaus et ses assistants commencèrent à collecter des échantillons de fèces d'oiseaux. Il affirma que jusqu'à 30 % de tous les oiseaux d'Europe transportaient le virus mortel de la grippe aviaire H5N1. Il affirma également que les éleveurs en contact avec des poules et des poulets se trouvaient alors exposés. Dans la presse, il émit l'hypothèse selon laquelle le

219. Ab Osterhaus : professeur néerlandais de virologie, un des plus célèbres experts consultant de son gouvernement.

virus, qu'il étiquetait H5N1, après avoir provoqué plusieurs décès aux antipodes asiatiques, allait se propager en Europe. La campagne alarmiste d'Osterhaus autour de la grippe aviaire s'amplifia en 2005, lorsqu'un vétérinaire néerlandais trouva la mort. Osterhaus annonça que sa mort résultait d'une contamination par le virus H5N1. Il convainquit le Parlement néerlandais d'exiger l'abattage de millions de poulets. Pourtant, aucune autre personne ne succomba à une infection similaire à celle attribuée au H5N1.

Il fallait éviter cette nouvelle peste grâce au Tamiflu (antiviral prétendument efficace sur le virus grippal) fabriqué et commercialisé par Gilead et Roche, et aux futurs vaccins (impossibles à fabriquer tant qu'on ne dispose pas de la souche virale responsable). À la fin de l'épidémie, en février 2006, 200 millions d'oiseaux environ avaient été victimes du virus ou abattus à titre préventif et 171 personnes reconnues infectées dans le monde (93 en sont mortes). Aucun risque significatif de contamination interhumaine n'a été démontré. Mais les gouvernements et l'Organisation mondiale de la santé ont constitué des stocks de Tamiflu octroyant au laboratoire Roche des bénéfices records, rapportant près de cinq milliards de francs suisses en 2006 et 2007.

L'industrie pharmaceutique a de plus tiré de cette grande peur (avec l'aide du leader républicain au Sénat américain M. Frist) un avantage incroyable : celui d'être exempté de tout recours des victimes éventuelles de leur produit en cas d'utilisation en situation d'urgence (même en cas de grossière négligence de leur part). L'industrie pharmaceutique a été reconnaissante puisque les trois membres du Sénat à l'origine de cette loi se sont partagé 1 200 000 dollars de dons depuis l'an 2000. En 2008, à Vérone, lors de la conférence de l'OMS intitulée

« La gripe aviaire à l'interface Homme-Animal », Ab Osterhaus admettait : « Dans l'état actuel des connaissances, rien ne permet de formuler une mise en garde contre le virus H5N1, ni d'affirmer qu'il puisse provoquer une pandémie. »

Psychose de la grippe A-H1N1 : coup double pour les labos

La « grippette », comme l'a qualifiée le Pr Debré, est apparue en 2009 au Mexique avec un virus A de sous-type H1N1. Il provoqua une épidémie dans les mois qui ont suivi son apparition. Les laboratoires surent mieux utiliser cette épidémie que la précédente : ils réussirent, en plus du Tamiflu, à vendre une montagne de vaccins ! En avril 2009, au moment où étaient signalés les premiers cas, les critères de définition de pandémie ont été modifiés par l'OMS. « L'état pandémique fut défini non pas d'après le risque réel de maladie mais d'après le nombre de malades déclarés. »

En juin 2009, malgré des données épidémiologiques peu convaincantes, l'OMS (avec le Pr Osterhaus comme principal conseiller) a déclaré que nous étions en situation de pandémie, créant une panique soigneusement amplifiée par certains experts. Wayden Madsen, journaliste et ancien officier de la marine américaine, répétait : « [...] C'est une forme de virus très inhabituelle qui semble être le résultat de manipulations génétiques. Il contient une forme de grippe aviaire, deux formes de grippes humaines et des formes de grippes porcines [...] » En France, un épidémiologiste et directeur de l'École des hautes études en santé publique estimait que « la létalité directement liée à la grippe A (H1N1) serait environ 100 fois supérieure à celle observée pour la grippe saisonnière »[220]. La même semaine, dans une interview accordée au *Monde*, il prônait « une utilisation du Tamiflu plus large qu'actuellement ». Un virologue marseillais prétendait[221] qu'« on [courait] à la catastrophe ».

Pourtant, à la même époque, l'Institut de veille sanitaire estimait que la létalité globale pour la grippe A (H1N1) était de l'ordre de celle de la grippe saisonnière. De même, la revue *Prescrire*, seule revue médicale française indépendante, dénonçait la faible efficacité du Tamiflu et ses nombreuses complications et un emballement politico-médiatique injustifié. Comme d'habitude, l'opinion des laboratoires relayée par leurs experts prévalut : le 10 décembre 2009, la Direction générale de la santé annonça que les traitements antiviraux Tamiflu mais aussi Relenza étaient désormais justifiés chez tous les patients ayant une grippe.

Pourtant, le 12 décembre 2009, le *British Medical Journal* publiait un article qui montrait que cet antiviral réduisait seulement d'une journée la durée des symptômes cliniques, et accusait Roche d'avoir trompé les médecins et les gouvernements sur les bénéfices du Tamiflu. L'équipe des auteurs dirigée par un professeur australien a enquêté sur 10 études menées uniquement par Roche, et citées comme références par le laboratoire. Sur ces 10 études, seulement 2 ont été publiées dans des journaux scientifiques à comité de lecture et les dossiers de ces deux publications ont « disparu ». L'auteur de la première publication prétend qu'il avait perdu l'original de son travail en changeant de bureau, et le second auteur avoua qu'il n'avait pas participé à l'étude. En vérité, ces auteurs, employés d'Adis International, importante

220. Revue *PLoS Currents: Influenza*.
221. Le Point.fr, mis en ligne le 28 avril 2009.

compagnie de communication, ont admis qu'ils les avaient écrites en tant qu'« auteurs fantômes ». L'un d'eux a même détaillé les instructions que le département commercial de Roche lui donnait : « Dans l'introduction, je devais annoncer que la grippe était un problème très important et je devais arriver à la conclusion que le Tamiflu en était la réponse. »

Dans son désir de promouvoir son blockbuster, le laboratoire Roche avança 10 études qui auraient démontré l'efficacité et l'innocuité du Tamiflu, dont 61 % de réduction d'admissions hospitalières chez ceux qui avaient attrapé la grippe et étaient soignés par leur produit. C'est sur la foi en ces études, menées par le laboratoire suisse sans aucune authentification par une autorité indépendante (donc peut-être inventées par Roche), que de nombreux gouvernements ont décidé d'acheter du Tamiflu !

Le Dr Fiona Godlee, rédactrice en chef du *British Medical Journal*, s'est déclarée scandalisée : « Les gouvernements mondiaux ont dépensé des milliards pour un médicament que la communauté scientifique est aujourd'hui incapable d'évaluer. » Elle ajoute que le laboratoire Roche n'a pas facilité l'enquête et n'a pas fourni tous les comptes rendus des précédentes évaluations scientifiques. Ainsi, la France s'est procuré un stock de 4 millions de doses de Tamiflu, et la pharmacie des armées en a produit 3,3 millions à partir du principe actif fourni par le laboratoire Roche. Mais à la fin de la pandémie, seulement le tiers du stock de Tamiflu et de Relenza, dont la facture globale représente 247 millions d'euros, avait été utilisé. En 2009, le groupe pharmaceutique suisse Roche a réalisé au premier semestre un bénéfice net en hausse de 11 % dopé par une explosion des ventes mondiales de Tamiflu (1,8 milliard d'euros). En 2010, Roche a fait mieux encore : 2,14 milliards d'euros. En 2 ans, les gouvernements de la planète ont investi plus de 4 milliards de dollars dans un médicament peu utile et dangereux.

Cela ne suffisait pas, il y a eu la vaccination, surtout en France. Les laboratoires pharmaceutiques ont reçu fin mai 2009 des souches de virus fournies par l'OMS. Dès les premiers cas de grippe H1N1, la ministre, s'appuyant sur les conseils de ses experts, décide de vacciner toute la population après avoir consulté la Cour suprême sur la constitutionnalité d'une loi imposant une vaccination à l'ensemble de la population. Elle signe rapidement un contrat de réservation de 94 millions de doses de vaccins pour 808 millions d'euros. Les délais incompressibles pour la culture du virus, la préparation du produit et les essais cliniques repoussent la disponibilité des vaccins à l'automne.

Le 8 juillet 2009 en France, l'Institut de veille sanitaire ne dénombrait que 403 cas, et aucun décès. Certains médecins et le public s'interrogeaient sur les risques de vaccins préparés à la hâte, contenant beaucoup d'adjuvants et insuffisamment testés. Les laboratoires certainement aussi ; ils obtinrent donc d'être protégés des plaintes éventuelles des victimes en cas d'accidents ! D'abord aux États-Unis, où la secrétaire d'État à la Santé, Kathleen Sebelius, signa un décret conférant une totale immunité aux fabricants de vaccins et autres traitements élaborés en urgence pour crise sanitaire.

En France aussi. Début novembre 2009, les parlementaires ont pu constater que, dans les contrats passés entre l'État et les firmes pharmaceutiques, figurait une clause qui exemptait les laboratoires de la responsabilité des complications de vaccins anti-H1N1 défectueux. C'est la solidarité nationale qui devra prendre en charge l'indemnisation des éventuelles victimes.

« Le titulaire (le laboratoire) s'engage à demander l'autorisation de mise sur le marché et à accomplir toute démarche de droit en vue de l'obtenir. Une fois l'autorisation de mise sur le marché obtenue, le titulaire s'acquittera de toutes les obligations du titulaire d'une telle autorisation telles que prévues dans le Code de la santé publique, y compris les obligations de pharmacovigilance. L'administration déclare que l'utilisation des vaccins objet du présent marché ne se fera qu'en cas de situation épidémiologique le nécessitant. Dans ces conditions, les opérations de vaccination de la population seront décidées par la seule administration et seront placées sous la seule responsabilité de l'État. Dans ce cadre, le titulaire est, en principe, responsable du fait des produits défectueux. Toutefois, à titre dérogatoire et considérant les circonstances exceptionnelles qui caractérisent l'objet du présent marché, l'État s'engage à garantir le titulaire contre les conséquences de toute réclamation ou action judiciaire qui pourraient être élevées à l'encontre de ce dernier dans le cadre des opérations de vaccination sauf en cas de faute du titulaire ou sauf en cas de livraison d'un produit non conforme aux spécifications décrites dans l'autorisation de mise sur le marché ou, à défaut d'autorisation de mise sur le marché, aux caractéristiques du produit telles qu'elles figurent dans le dossier d'autorisation de mise sur le marché dans l'état où il se trouvait au moment de chaque livraison. »

Mais face à la volonté gouvernementale décidée à imposer la vaccination à la population, la résistance s'organise, ainsi qu'en témoigne ce communiqué du 1er septembre 2009 du syndicat des professionnels infirmiers SNPI CFE-CGC par la voix de son secrétaire général Thierry Amouroux : « [Le syndicat] estime qu'une vaccination massive contre un virus grippal relativement bénin présente des risques, du fait d'un vaccin développé trop rapidement, et d'un adjuvant susceptible de déclencher des maladies auto-immunes [...] » ; « injecter 94 millions de doses d'un produit sur lequel nous n'avons aucun recul peut poser un problème de santé publique, et il est de notre devoir d'infirmières d'informer correctement la population, pour que chacun prenne sa décision en toute connaissance de cause, par un consentement libre et éclairé, et non par une campagne de publicité et des discours alarmistes. »

Roselyne Bachelot participait activement à diffuser l'angoisse en affirmant le 25 novembre 2009 lors d'une visite de collège : « Il est extrêmement important de se faire vacciner, pour soi et pour les autres, car cette grippe n'est pas une grippe comme les autres. Elle a des formes graves et elle touche des publics jeunes. Ces jeunes qui doutent, j'ai envie de les emmener dans un service de réanimation pour leur montrer un jeune avec les poumons complètement détruits par la grippe H1N1, ce qu'on ne voit pas avec la grippe saisonnière. » En vain... La population rendue méfiante par les précédents et les avis des médecins indépendants n'a pas cru les messages officiels : seulement 5,5 millions de personnes ont accepté d'être vaccinées parmi lesquelles beaucoup n'ont pas eu le choix (militaires, médecins exerçant dans le public...).

Janvier 2010, devant le refus de la population de se faire vacciner, Roselyne Bachelot prend la décision de résilier plus de la moitié des commandes de vaccins. Sur les 94 millions de doses prévues, 50 millions ne seront finalement pas livrées. Le gouvernement tente ainsi d'économiser 350 millions d'euros. Le coût global de la campagne contre la grippe A a été considérable. La commission des finances du Sénat l'a estimé entre 1,8 et 2,2 milliards d'euros. En plus des vaccins, il faut tenir compte des 350 millions d'euros destinés à couvrir le coût des masques (alors que la plupart n'ont pas servi) et du prix de l'acheminement des produits vers les utilisateurs. S'y ajoutait, selon eux, jusqu'à 1,1 milliard d'euros répartis entre l'indemnisation des personnels de santé réquisitionnés (290 millions), les frais d'information (60 millions), les charges liées à l'organisation territoriale (personnel administratif et location des centres), soit 100 millions.

Le rapport public annuel 2011 de la Cour des comptes[222] pointe « des décisions d'engagement majeures de l'État envers le laboratoire GSK prises en quelques jours, sans que celles-ci puissent s'appuyer sur une expertise sanitaire solide. Une stratégie vaccinale trop ambitieuse et non évolutive. Le choix discutable d'une couverture large de la population peu justifiée par des arguments sanitaires. Et encore des contrats d'acquisition de vaccins mal négociés, un partage préjudiciable du pouvoir adjudicateur, avec forte dépendance vis-à-vis des fournisseurs, dû à un recours discutable à une procédure dérogatoire au Code des marchés publics. De nombreuses clauses défavorables à l'État, un redimensionnement tardif des contrats. Enfin, des modalités de financement contestables ont fait peser sur l'assurance-maladie le préfinancement intégral de la campagne de prévention. Un bilan décevant d'une campagne coûteuse au regard des résultats obtenus ».

En août 2010, l'épidémie est déclarée terminée et le risque réel du virus A (H1N1) définitivement mesuré : la grippe A (H1N1) a un taux de complications sévères de l'ordre de 2 à 3 ‰, analogue à celui des grippes saisonnières. En France, d'après le rapport de la Cour des comptes 2011, l'épidémie aurait été directement responsable de 1 334 cas graves et de

222. Publié en février 2011.

312 décès en métropole. Ce nombre de décès est comparable à la moyenne basse des grippes saisonnières. Le 4 juin 2010, le Conseil de l'Europe a publié un rapport qui accuse l'OMS et les gouvernements européens d'avoir manipulé l'opinion publique, les médias et les politiques au sujet de la grippe A et des vaccins, et enrichi les laboratoires.

« Ils ont fait des choix et pris des décisions dans le plus grand secret », écrit Paul Flynn dans son rapport validé par le Comité pour la santé de l'Assemblée parlementaire du Conseil de l'Europe. Pour une « pandémie qui n'a jamais vraiment existé », les gouvernements ont acheté « des médicaments placebo à grande échelle » qui ont, du fait de « graves fautes dans le manque de transparence des décisions », directement enrichi les compagnies pharmaceutiques et conduit à « un gaspillage gigantesque de l'argent public, et exposé les citoyens européens à d'inutiles peurs et traumatismes ». À cela, Fiona Godlee ajouta que selon l'enquête menée par son journal, un certain nombre de scientifiques qui ont influencé les décisions de l'OMS et préparé les recommandations qui ont conduit à l'achat de 90 millions de vaccins par l'État français étaient en même temps payés par les laboratoires Roche et Glaxo SmithKline, fabricants desdits vaccins. La liste des experts du gouvernement français est fournie par Le Parisien du 26 janvier 2010.

Au total, la psychose créée par la déclaration d'une pandémie mondiale de grippe A (H1N1) a fait la fortune des deux grands laboratoires bâlois Roche et Novartis et de leurs actionnaires. Novartis a enregistré l'an dernier une recette d'un milliard de dollars (710 millions d'euros) pour son vaccin, Roche a fait mieux encore : 2,14 milliards d'euros grâce au Tamiflu.

Alors que nos dirigeants politiques redoublent d'efforts pour pousser la population à se faire vacciner, nos confrères du journal allemand *Bild*[223] et de la chaîne de télévision ARTE dénoncent « le scandale du vaccin contre la grippe A ». Le journal allemand *Bild* révèle un accord secret passé entre l'industriel Glaxo SmithKline (GSK) de Dresde et l'État allemand. D'après nos confrères allemands, ce contrat hautement confidentiel aurait été signé en 2007 pour être appliqué dès la première pandémie. Il était prévu que ce contrat de fourniture de vaccins expire au 31 décembre 2012 si « aucun cas aigu » de grippe ne s'était présenté d'ici là. La teneur de cet accord renforce l'hypothèse que la campagne en faveur d'une vaccination contre la grippe A relève plus d'une propagande orchestrée par les lobbies pharmaceutiques que d'une nécessité médicale.

Dans son reportage, ARTE dénonce les liens d'intérêts entre certains politiciens et l'industrie pharmaceutique et l'influence des lobbies pharmaceutiques dans la décision de l'Organisation mondiale de la santé de déclencher une alerte de « pandémie grippale » totalement exagérée. Au total, l'analyse des trois dernières campagnes nationales de vaccination montre clairement le schéma marketing et les méthodes des firmes pharmaceutiques :

1) Créer la panique en transformant un risque banal en peste moderne grâce à des experts rétribués (des professeurs leaders d'opinion à l'OMS en passant par les agences du médicament) ;

223. Le 25 novembre 2009.

2) S'assurer l'appui des plus hautes autorités de l'État en les trompant (sont-ils aussi incompétents ?) ou les achetant (exemple des ministres de la Santé italien et chinois) ;

3) Depuis les « pandémies » de grippe, se faire octroyer l'immunité totale en dérogation de toutes les règles démocratiques, passer des contrats de vente secrets avec des clauses qui seraient partout jugées abusives, vendre en masse des antiviraux peu efficaces.

Et lorsque la « pandémie » se réduit à une simple grippette, prétendre que le pire a été évité grâce à tous ces médicaments ! Pour la prochaine « pandémie », vous êtes prévenus. Car il n'existe malheureusement pas de vaccin efficace contre la corruption sauf la transparence réelle et le contrôle étatique sans conflit d'intérêts avec le privé. Imaginez l'efficacité d'une police dont les agents conseilleraient en même temps les gangs de malfaiteurs !

CHAPITRE X

Les médecines alternatives et l'automédication

D'après le décret de 2006, les compléments sont des « denrées alimentaires ayant un effet nutritionnel ou physiologique, commercialisées sous la forme de gélules, pastilles, comprimés, ampoules, capsules, tisanes ou solutions buvables dont le but est de compléter notre régime alimentaire habituel ». Elles doivent, selon le *Journal officiel* paru en 1996, « pallier une carence… » Mais attention, les surdosages de vitamines constituent aussi un danger. Une alimentation équilibrée est le meilleur garant d'une bonne santé, et si les carences induites par les traitements et la maladie doivent être atténuées, il est plus prudent de ne pas vouloir les corriger au hasard.

Le marché des compléments alimentaires en France représente 1 milliard d'euros, soit 15 euros par an pour chaque Français contre 45 euros pour un Anglais ou un Allemand. Un potentiel qui explique la multiplication des éditoriaux à ce sujet, dans la presse écrite (surtout dans les magazines féminins), les émissions de radio et de télé, sur les sites Web ; car moins le médicament est remboursé par la Sécurité sociale, plus la liberté de la publicité est grande.

De nombreux patients déçus par la médecine conventionnelle et ses pratiques commerciales abusives dont certains médecins sont complices, se tournent vers les médecines alternatives avec une confiance aveugle. Le marketing, encore une fois, n'y est pas étranger et l'accès à ces compléments est facile. Aux États-Unis, des cocktails de vitamines sont disponibles sous forme de bidons d'un litre. De même, les protéines sont couramment utilisées par les Français en vue de prendre du muscle ou de perdre du poids. Les sujets absorbent des protéines « soi-disant » pour brûler leur graisse. L'engouement mondial pour ces suppléments protéinés a modifié le comportement alimentaire d'une certaine catégorie de population prise au piège des publicités mensongères. Certaines ingurgitent des quantités importantes de protéines non indispensables. Leurs reins se fatiguent, des néphropathies apparaissent à long terme.

Les médicaments en vente libre

Les médicaments en vente libre sont aussi dangereux que les médicaments vendus sur ordonnance. Ils exposent le patient, comme tout médicament, aux interférences médicamenteuses qui génèrent des accidents graves et aux contre-indications liées aux pathologies du patient. Ainsi, les anti-inflammatoires peuvent provoquer des saignements de l'estomac et mettre en jeu la vie du patient. Un article du *New England Journal of Medicine*[224] montre que plus de 100 000 personnes sont hospitalisées chaque année aux États-Unis

---

224. *New England Journal of Medicine*, n° 340, juin 1999.

pour hémorragie intestinale, et 16 500 décèdent. Les auteurs précisent que la plupart des patients ne connaissaient pas les risques de l'antalgique qu'ils ont pris. Épidémie silencieuse qui serait la quinzième cause de mortalité aux États-Unis.

Ordonnance ou pas, il est indispensable d'en parler à votre médecin qui saura vous dire si tel ou tel médicament acheté vous fait courir des risques particuliers en fonction de vos propres caractéristiques. Il saura vous indiquer les doses à ne pas dépasser : l'aspirine et le paracétamol, pris quotidiennement, voire machinalement pour calmer de vieilles douleurs, peuvent s'avérer mortels si la dose maximale autorisée est dépassée. D'où la nécessité de toujours lire attentivement la notice, si personne ne vous a prescrit le médicament, et de la respecter. De même, il est essentiel de prévenir vos plus grands enfants, libres d'acheter des médicaments, voire de les détourner de leur emploi. Ils sont généralement encore moins informés que vous. Il faut leur montrer les limites des médicaments et de leur usage, et leur rappeler, par exemple, que la pilule contraceptive est un médicament.

On a tendance à penser qu'un petit complément de magnésium ne peut pas faire de mal. Pas toujours. Le magnésium, oligo-élément retrouvé dans les mollusques, les crustacés, le chocolat, les fruits secs, les céréales, ne doit être supplémenté qu'en cas de carence authentifiée. Un supplément préventif n'est pas utile. Pris en excès, il entraînera diarrhée, nausée, troubles digestifs. C'est également applicable au fer : sauf carence authentifiée, le fer ne doit pas être prescrit. Son excès peut entraîner une surcharge hépatique voire pulmonaire, cérébrale ou cardiaque, et par ailleurs, le fer présent dans la viande rouge parviendra plus rapidement à bout d'une légère carence que les comprimés, surtout si vous prenez un fruit riche en vitamine C après votre viande pour l'assimiler mieux encore. Une surcharge en zinc pourrait entraîner une diminution de la réponse immunitaire, des nausées, une baisse de l'absorption du cuivre, voire une baisse du bon cholestérol. Il y a sûrement de bonnes cures de zinc mais elles ne se justifient que chez les patients ayant une carence liée à une alimentation déséquilibrée, en particulier pauvre en viandes.

Les plantes ou les herbes médicinales

Curieusement, ce type de traitement jouit auprès des patients d'une réputation d'innocuité complète ! Les Américains en consomment de plus en plus : en 1997, ils dépensaient 3,24 milliards de dollars pour les plantes médicinales, les Allemands en consommeraient pour plus de quatre milliards par an. Elles peuvent être efficaces, et donc avoir des effets médicamenteux mais aussi de potentiels effets secondaires déplaisants. De plus, les médicaments fabriqués par les firmes contiennent, au moins dans un quart des cas, des extraits de plantes.

La dénomination « suppléments nutritionnels » qui accompagne les boîtes de plantes médicinales est légale. Toutefois, ce ne sont pas des médicaments. Ce n'est qu'un problème de gros sous. Pour faire valider la drogue comme médicament par la FDA ou les autres agences française ou européenne, il faudrait passer sous les fourches caudines du système depuis la loi de 1962 aux États-Unis. En d'autres termes, faire des essais thérapeutiques coûteux, longs, etc. Théoriquement, les plantes médicinales naturelles ne pouvaient pas être brevetées et donc rentables. Les firmes les abandonnèrent et ceux qui voulaient les commercialiser les présentèrent comme « compléments alimentaires » échappant à tout contrôle d'innocuité ou d'efficacité et en même temps aux coûts de commercialisation imposés à tout médicament.

Aux États-Unis, la loi de 1994 sur les suppléments alimentaires définit les herbes comme telles ! L'étiquetage ne doit pas faire état des bienfaits thérapeutiques, seulement « garantir » un mieux-être. On ne soigne pas la dépression mais le millepertuis rend la bonne humeur. On ne traite pas la fatigue chronique, on augmente l'énergie avec le ginseng ! Bref, on détricote le principe du DSM et des maladies inventées et en contrepartie on crée toute une liste d'« états physiologiques » à améliorer. Même principe à l'envers. Décidément la publicité est à la fois la plus grande réussite et la farce la plus sordide du XXe siècle. Ainsi s'ouvre un fabuleux marché, d'autant plus que les fabricants de ces médicaments appelés « plantes naturelles » sont encouragés par la perte de confiance de la population envers la médecine traditionnelle. Comme ce sont des plantes, « ça ne peut pas faire de mal, se disent les patients, sauf au porte-monnaie ».

Les effets secondaires

Le Dr Ray Strand, dans son livre *Mort sur ordonnance*[225] relate le cas de Jean, un jeune cadre canadien surmené qui, voulant terminer son travail, prit, comme il en avait l'habitude quand il était fatigué, un comprimé de caféine et d'éphédra, « produit naturel à base de plantes », que son entraîneur d'haltérophilie lui avait recommandé. Il fit des convulsions répétées qui détruisirent son cerveau, le laissant pour le restant de sa vie avec les capacités mentales

225. Strand (Dr Ray), *Mort sur ordonnance*, Gatineau, Les Éditions du Trésor caché, 2004.

d'un enfant de trois ans. Tragique, mais non exceptionnel. D'après le Dr Strand, la FDA a répertorié plus de 40 décès liés à ce type de produits et des centaines d'accidents graves dus à des plantes médicinales contenant de l'éphédrine, amphétamine puissante vendue comme stimulant et amaigrissant.

Le Ma Huang, « éphédrine » en chinois, est une plante qui peut contenir jusqu'à 800 mg d'éphédrine par comprimé. L'absorption d'un comprimé ou même d'une boisson à base de Ma Huang entraîne un contrôle positif aux amphétamines et est très dangereuse : la dose maximale quotidienne autorisée aux États-Unis est de 25 mg par jour et pas plus de 8 mg par prise.

Le Dr Strand cite aussi le guarana, plante tropicale contenant beaucoup plus de caféine que le café et contenue dans les boissons énergisantes à la mode, dont le taux de caféine n'est pas mentionné ! Utilisée pour lutter contre l'obésité et la fatigue, elle peut provoquer d'importants problèmes cardiaques. Le docteur liste en particulier des plantes qui contiennent de la pyrrolizidine, comme la bourrache, le tussilago farfara ou le séneçon doré et décrit leurs dangers potentiels.

Légiférer

Malheureusement, le monde des médecines naturelles est aussi complexe et obscur que celui des médicaments certifiés FDA ou Afssaps. Que répondre aux patients qui s'interrogent sur les vertus de tel ou tel complément alimentaire ? Rien, nous ne savons rien. Il est possible de se faire une idée de l'innocuité quand de nombreux patients en ont déjà pris, sans inconvénient à notre connaissance, mais pas de son efficacité. Le plus révoltant est de constater la fermeture d'esprit de certains partisans qui deviennent sectaires et n'admettent pas que l'on puisse douter. Ils ne nous donnent que des réponses opaques dignes des meilleurs politiques… Pourtant je parle ici de drogues vendues comme compléments alimentaires en toute légalité, donc sans risque ordinal pour les médecins qui les utilisent et pour tout un chacun. Pourquoi, dès lors, cette langue de bois, alors que ces produits vénérés par nos patients exigeraient plus de transparence ? Il y a sûrement parmi tous ces produits des éléments très utiles et d'autres très dangereux. Mais comment faire la part des choses ? L'accélération de l'usage de ces dits compléments va conduire nécessairement à une législation qui devrait permettre, si elle n'est pas corrompue, d'éclairer la question et d'offrir ensuite à nos patients une gamme plus large de produits efficaces.

La principale législation de l'Union européenne est la directive 2002/46/CE, relative aux compléments alimentaires contenant des vitamines et des minéraux. La directive fixe les exigences concernant l'étiquetage, impose au niveau de l'UE des limites maximales et minimales pour chaque vitamine et minéral ajoutés aux compléments. Les choses se compliquent pour les plantes qui dépendent de deux systèmes d'enregistrement distincts : l'un est de type pharmaceutique, auprès de l'Agence européenne des médicaments (EMA) sur directive de 2004 concernant les plantes médicinales traditionnelles. Le second permet l'enregistrement des plantes en tant que complément alimentaire. Il correspond à un règlement de 2006, dont les allégations de santé sont en cours d'évaluation par l'Agence européenne des aliments (EFSA). La grande majorité des fabricants de produits à base de plantes joue sur les deux systèmes. Mais la complexité et le coût du dossier d'enregistrement – de l'ordre d'au moins

60 000 euros par produit – sont une barrière pour les entreprises. En arrêter la fabrication est plus simple. Fin 2010, moins de 200 médicaments traditionnels à base de plantes ont été approuvés par l'EMA. La liste communautaire des plantes autorisées comprend aujourd'hui 149 plantes sur les 600 envisagées initialement par la Commission. Le nombre d'espèces de plantes médicinales s'élève à 1 500 en France et à 20 000 dans le monde.

Une directive européenne de 2002 sur les compléments alimentaires a défini ces produits et prévu des dispositions sur leur composition et sur les nutriments qu'ils peuvent contenir, des obligations en matière d'étiquetage, et des listes positives de vitamines et minéraux autorisés. Les États membres avaient jusqu'au 31 juillet 2003 pour transposer cette directive en droit national. Après une condamnation de la France par la Commission des communautés européennes pour non-respect des délais de transposition, un décret sur les compléments alimentaires a été publié le 25 mars 2006.

Les conditions de mise sur le marché français sont très peu contraignantes. Pour les compléments alimentaires contenant des substances autorisées, la firme doit seulement transmettre à la Direction générale de la concurrence, de la consommation et de la répression des fraudes (DGCCRF, au sein du ministère des Finances) un modèle d'étiquetage avant la première commercialisation. Pour les compléments alimentaires contenant de nouveaux ingrédients non autorisés en France, mais déjà commercialisés dans un autre pays européen, une déclaration doit être envoyée à la DGCCRF. Celle-ci a seulement deux mois pour dire si elle autorise la commercialisation. L'absence de réponse, dans ce délai de deux mois, vaut autorisation. Ces ingrédients nouveaux sont inscrits sur les listes décrites plus haut dans un délai de 12 mois, sauf s'il apparaît qu'ils présentent un « risque réel pour la santé ». Aux USA, la Federal Trade Commission, FTC (Commission fédérale pour le commerce) réglemente la publicité pour les compléments alimentaires.

Mais des procès pour empoisonnement par l'alimentation ou par des compléments alimentaires sont encadrés par la loi avec des compensations prévues en cas d'accidents ayant conduit à une perte de temps de travail, une perte de revenu, de soutien financier, des frais funéraires, personnels, etc.

Les aliments dangereux du quotidien

La réglisse, bonbon chéri d'un certain nombre de grands et petits, favorise l'hypertension. Une règle absolue : ne pas en abuser et l'éviter absolument chez les hypertendus, insuffisants cardiaques, hépatiques ou rénaux et chez les femmes enceintes.

On a vu le jus de grenade devenir une drogue à la mode. En tant qu'antioxydant il préviendrait, outre le cancer de la prostate et du sein, la démence, et serait un anti-inflammatoire et un protecteur cardiovasculaire. Il concurrencerait le Viagra et diminuerait les problèmes d'érection des vieux hommes. Mais la pharmacologie de ce jus de grenade contient 10 fois plus de polyphénols que les autres jus, pouvant entrer en interaction avec d'autres médicaments, comme les statines. Il est recommandé de le prendre à distance des médicaments dits « agressifs ».

Des mélanges fatals

Les additions peuvent être redoutables. Le jus de pamplemousse interagit avec certains médicaments en raison de son action sur l'enzyme hépatique et intestinale appelé CYP 3A4, qui métabolise de nombreux médicaments. Si l'activité de l'enzyme s'accélère, les médicaments sont rapidement dégradés et éliminés. Si cette activité ralentit, le taux des médicaments peut augmenter. Ainsi, le jus de pamplemousse peut influer sur le taux de médicaments – y compris certains médicaments anti-VIH – dans le sang. Il faut rigoureusement éviter le jus de pamplemousse, même à petite dose, lorsqu'on prend des médicaments. Cette découverte sur la dangerosité de ce jus a eu lieu par hasard, il y a 20 ans, lors d'une étude sur les potentielles interactions médicamenteuses entre la félodipine et l'éthanol. Le jus de pamplemousse, utilisé pour masquer le goût, avait triplé la biodisponibilité orale de cet antihypertenseur. L'administration d'inhibiteurs enzymatiques (par exemple cimétidine, érythromycine, itraconazole, kétoconazole et certaines furanocoumarines contenues notamment dans le jus de pamplemousse) peut en effet entraîner une augmentation de la concentration plasmatique de la félodipine. Des quantités relativement faibles (200 ml de jus de pamplemousse consommés une à deux fois par jour) suffisent pour créer une inactivation significative des cytochromes persistante pendant trois jours et peuvent provoquer des surdosages potentiellement dangereux (par exemple une hypotension artérielle avec les inhibiteurs calciques tels que la félodipine)[226].

---

226. Interférence du jus de pamplemousse avec des médicaments, plus de 40 substances actives très fréquemment prescrites

Les molécules responsables de cette inhibition des cytochromes sont les furanocoumarines contenues dans le fruit et la pelure. D'autres fruits tels que l'orange amère, le raisin rose et le citron vert provoquent aussi cette interaction clinique. Les effets cliniques ne sont pas minces : des torsades de pointe – troubles du rythme cardiaque au cours desquels le cœur bat très vite et risque de s'arrêter –, atteinte du rein ou du cerveau.

Le jus de la carambole, qui est cultivée en Asie du Sud et de l'Est, au Brésil et en Floride et dans les régions tropicales de l'Afrique occidentale, aurait des caractéristiques semblables au pamplemousse. On consomme le fruit cru, en salade ou dans des boissons aux fruits tropicaux, ou on en fait des chutneys et des mets au cari. Autre effet négatif, les jus de pamplemousse, d'orange et de pomme diminuent nettement l'absorption de certains médicaments, anticancéreux, anti-infectieux, immunosuppresseurs ou encore des médicaments à visée cardiovasculaire, ce qui peut provoquer une diminution importante de l'efficacité de ces traitements.

Je pourrais allonger la liste en rappelant que la tisane à la valériane combinée à un tranquillisant comme le Xanax ou le Valium peut en aggraver les effets et mener au moins à la dépendance. Ou encore que le célèbre millepertuis ne fait pas bon ménage avec les antidépresseurs, dont il aggrave les effets indésirables. Répétons-le, la prise de médicaments n'est pas anodine, et tous les mélanges peuvent être toxiques, à commencer par l'association de différentes plantes ou un simple jus de fruit du matin.

(statines, immunosuppresseurs, antipaludéens, antiprotéases, benzodiazépines).

Il est fondamental de bien indiquer à votre médecin traitant, lorsqu'il vous fait une ordonnance, tout ce que vous prenez « à côté », d'autant qu'*a priori* il vous prescrira un médicament pour le même symptôme que celui qui vous a conduit à acheter un « complément ». Vous prenez donc le risque qu'ils jouent tous les deux sur la même gamme d'effets et qu'ils s'ajoutent. Encore faut-il que votre médecin soit capable de discuter de ce type de traitement avec vous. Qu'il cautionne ou non cette médecine alternative ne doit pas l'empêcher de vous écouter. Son empathie tient une place importante dans votre traitement.

La toute-puissance du marketing

« Les produits qui marchent, ce sont d'abord ceux qu'on voit dans les magazines, assure Brigitte, pharmacienne à Paris. La communication est un facteur clé pour s'imposer sur un marché très concurrentiel. »[227] Les principales marques ont pris l'avantage grâce à une inflation des budgets publicitaires. Une étude Precepta note que « le taux d'investissement publicitaire des fabricants de compléments alimentaires (dépenses publicitaires/chiffre d'affaires) est proche de 20 % dans le secteur minceur ».

Chez Distriborg (Gayelord Hauser), 60 % du budget est investi en marketing et dans tous les médias. La presse magazine reste le mode de communication le plus efficace, mais « il faut renforcer la publicité télévisée pour toucher un nouveau public », estime Jacques Karlsson. Les laboratoires Juva Santé ont massivement investi dans ce média, avec ses célèbres campagnes de publicité : « Si Juvabien, c'est

227. www.lejournaldunet.com

Juvamine. » Objectif : « renforcer la notoriété de la marque », selon Christelle Chapteuil, directrice marketing de Juva. 10 % de leur chiffre d'affaires passe en publicité directe, mais leur budget est encore plus important pour la promotion et l'animation en magasins. Leur credo : minceur en été, vitamines en hiver. Ainsi, « sur le secteur de la minceur, nous réalisons 45 % de nos ventes au printemps ». Idem pour les cocktails de vitamines vendus principalement au début de l'hiver. Juva organise des animations dans les points de vente, renforce ses campagnes de publicité télévisées. Le marché français aura doublé de taille d'ici 2012 pour atteindre deux milliards d'euros, d'après une étude du cabinet Precepta réalisée en juillet 2007.

L'industrie des compléments alimentaires est extrêmement diversifiée et concurrentielle. Le positionnement de chaque marque tient en premier lieu au prix. On peut ainsi trouver un traitement capillaire pour homme à 15 euros comme à 60. Les « spécialistes polyvalents » (Juva Santé, Léa Nature, Vitarmonyl...), qui vendent des compléments minceur mais aussi de la phytothérapie, sont distribués principalement en grande surface, dont les marques cassent les prix pour s'imposer, conformément à la politique des hypermarchés.

Près de 260 marques se battent pour être référencées dans les officines. Avec plus de 120 références couvrant les principales indications de l'automédication (fatigue, circulation sanguine, minceur, insomnie, stress, problèmes urinaires...), Arkopharma est leader sur le marché des gélules en phytothérapie. Mais Forté Pharma, le numéro 3, connaît la plus forte progression, avec un chiffre d'affaires multiplié par 4 en 2 ans. Les spots publicitaires et les campagnes médias nous conditionnent, elles sont bien évidemment diffusées aux heures de grande écoute, juste avant le journal de 13 heures, sur RTL par exemple : « Des solutions naturelles adaptées à tous les temps, Arko Gelules, la santé par les plantes. »

Vous pouvez aussi voir des vidéos sur Internet, des spots sur YouTube comme celui d'Activox[228] pour les maux de gorge, où une voix suave vous murmure le nom de la marque. Vous n'y résisterez pas, surtout si vous avez mal à la gorge...

Les grands laboratoires pharmaceutiques sont intéressés par le marché des compléments alimentaires ; Boiron, Merck ou Bayer étant déjà bien représentés. Pour séduire les pharmaciens, particulièrement sensibles aux arguments médicaux, les filiales des grands laboratoires disposent d'un atout majeur : leur équipe de visiteurs médicaux, dont le discours santé apparaît plus légitime.

Les pharmacies sont les principaux distributeurs de compléments alimentaires. Leur part de marché en valeur se renforce : elles affichent une évolution de + 22 % en 2006, soit sept points de plus que la moyenne du marché. Les parapharmacies tirent également leur épingle du jeu, avec une hausse de 9 %. Moins vendus en hypermarché, les compléments sont néanmoins une bonne affaire pour les hypers, ils génèrent 3 000 à 4 000 euros le mètre linéaire, contre 2 000 euros pour les biscuits diététiques. La vente par Internet ne représente actuellement que 13 %.

Les compléments alimentaires surfent sur le même terrain que les maladies inventées du DSM : bien-être, minceur, virilité durable, apparence, forme physique et intellectuelle. Les produits minceur détiennent 30 % du marché. Les

228. Présent aujourd'hui dans 60 pays, avec un chiffre d'affaires de 117,6 millions d'euros. En 1996, le laboratoire est introduit sur le second marché de la bourse de Paris. Il s'en retire en 2007. Tout est légal.

compléments contre le vieillissement de la rétine ne représentaient que 2 millions d'euros de chiffre d'affaires en 2001 contre 25 millions aujourd'hui. Le sevrage tabagique est aussi un créneau porteur.

Jurisprudence

Les compléments alimentaires réputés inoffensifs chez nous font souvent jurisprudence aux États-Unis. Bayer AG, fabricant de One A Day Vitamines a été condamné à payer 3,3 millions de dollars suite à une mise en examen pour pratiques commerciales trompeuses : les vitamines étaient censées guérir, traiter ou prévenir une maladie comme le cancer ! Pourtant le site de Bayer continue d'en faire l'éloge : « Une délicieuse façon de vous aider à obtenir la clé de vitamines et minéraux essentiels tous les jours et de soutenir votre système immunitaire. »

Dans l'Oregon, John Kroger a déposé une plainte accusant Bayer de tromperie exploitant la peur du cancer de la prostate en vue de commercialiser One A Day Multivitamines pour les hommes. Bayer a fait valoir que la « recherche émergente » avait suggéré que l'utilisation des vitamines qui contiennent du sélénium pouvait réduire le risque de cancer de la prostate. Toutefois, une étude financée par le National Institute of Health[229] pour 118 millions de dollars portant sur 35 000 hommes et s'étalant sur une durée de 7 ans a conclu que le sélénium ne protégeait pas les hommes du cancer de la prostate mais peut avoir été à l'origine de cas inexpliqués de diabète.

229. Centre pour les études scientifiques d'intérêt public.

Une autre procédure contre Bayer, qui a abouti à un accord sur 110 millions de dollars approuvé par un juge fédéral suite à un recours collectif (class action)[230], a établi qu'un supplément vitaminique intraveineux de vitamine E avait conduit aux décès de dizaines de prématurés dans le milieu des années quatre-vingt. La plainte, déposée à Wichita Falls (Texas), a été intentée contre le distributeur du supplément E-Ferol, commercialisé sans autorisation de la FDA, en tant que moyen de prévenir ou de réduire la cécité chez les nourrissons prématurés (donné comme complément alimentaire donc sans avis de la FDA).

Parmi les 369 plaignants, 42 avaient perdu leurs enfants suite à la prise du complément. Ce dernier a été sur le marché environ cinq mois avant d'être rappelé en avril 1984. Il a été démontré que c'est le solvant de la vitamine qui était à l'origine des symptômes incluant insuffisance rénale et hépatique chez les prématurés. Ni le fabricant du supplément, Carter-Glogau Laboratoires de Glendale (Arizona), ni son distributeur O'Neal, Jones & Pharmaceuticals Feldman du Maryland Heights (Missouri), ne sont encore en activité. Autre exemple de recours contre un complément alimentaire amaigrissant : la famille de Pamela Hoppe a intenté un procès contre LA Weight Loss Center (centre de cure pour amaigrissement à Los Angeles) pour avoir donné à leur patiente des suppléments diététiques non approuvés par la FDA à l'origine d'une insuffisance hépatique. Placée en liste d'attente pour greffe de foie, elle est décédée en août 2004. La famille a obtenu 700 000 dollars de dommages et intérêts.

230. Datant du 28 octobre 2010.

Aux États-Unis, la télévision est aussi attaquée pour publicité mensongère. À Los Angeles en septembre 2006, une procédure collective a été entreprise contre un produit *shape up*, pour mincir. La publicité prétendait que les suppléments provoquaient la perte de poids en favorisant le métabolisme des graisses et la réduction des fringales. Aux termes de l'entente, un fonds d'indemnisation a été établi, composé de 10 millions de dollars au total.

De même, Nutraquest aurait trompé ses clients par la publicité de sa pilule Xenadrine RFA-1, supplément alimentaire « thermogénique révolutionnaire éprouvé en clinique pour augmenter la perte de graisse 17 fois plus que le régime alimentaire et l'exercice ».

Nutraquest et des dizaines d'autres entreprises ont accepté de payer un règlement de 34 millions de dollars aux consommateurs en février 2006.

Ainsi la médecine traditionnelle, les plantes médicinales et l'automédication sont autant de façons d'échapper à votre médecin. Néanmoins, il s'agit toujours de médicaments et il est donc souhaitable de révéler à votre généraliste tout ce que vous prenez et d'en discuter avec lui. Si vous choisissez cette voie, étudiez bien les produits que vous allez prendre. Consultez des ouvrages sérieux[231]. Que le remède ne soit pas pire que le mal.

231. STRAND (Ray), *op. cit.*

Chapitre XI

Conflits d'intérêts, un redoutable phénomène international

L'ancien directeur de l'Agence de réglementation des médicaments et des produits alimentaires en Chine, Zheng Xiaoyu, qui avait rang de ministre, a été exécuté le 10 juillet 2007 pour corruption. Il avait été reconnu coupable d'avoir touché 6,4 millions de yuans (620 000 euros) de pots-de-vin d'entreprises pharmaceutiques.

En 1991, le président de SmithKline Beecham, fabricant du vaccin anti-hépatite B, a avoué avoir versé à Francesco de Lorenzo, ministre italien de la Santé, 600 millions de lires quelques mois avant que ce dernier ne rende la vaccination obligatoire dans son pays. Francesco de Lorenzo a été condamné à plusieurs années de prison ferme. Paolo Cirino Pomicino, ancien ministre du Budget, et le Pr Duilio Poggiolini, membre influent des Instances européennes du médicament, ont été également condamnés dans des affaires similaires.

Qu'est-ce qu'un conflit d'intérêts ?

« Un conflit d'intérêts naît d'une situation dans laquelle une personne employée par un organisme public ou privé possède, à titre privé, des intérêts qui pourraient influer ou paraître influer sur la manière dont elle s'acquitte de ses fonctions et des responsabilités qui lui ont été confiées par cet organisme. »[232]

Corruption des leaders d'opinion

Dans la chaîne du médicament, les conflits d'intérêts entre médecins, chercheurs, experts et industrie pharmaceutique se rencontrent à tous les étages mais culminent chez les leaders d'opinion et le personnel politique et administratif de premier rang. Les leaders d'opinion, généralement hospitalo-universitaires, jouent un rôle crucial dans l'enseignement, la formation continue des médecins en exercice, la presse, aussi bien publique que professionnelle, les sociétés savantes, les essais thérapeutiques et les agences gouvernementales.

De même les soins des patients, la qualité de la recherche, l'autorisation de mise sur le marché des nouveaux médicaments, l'évaluation du service rendu, du tarif et du taux de remboursement d'un médicament par les médecins, chercheurs ou experts, sont fortement influencés par ces conflits d'intérêts qui revêtent diverses formes. Celle des « bénéfices primaires » : gains financiers directs (honoraires de conseil, emploi d'un membre de la famille, promesse de pantouflage juteux), prise en charge de frais, prêt de personnel ou de matériel coûteux, inscription aux congrès, cadeaux en nature (matériel et logiciels informatiques, billets d'avion,

232. Service central de prévention de la corruption, rapport 2004.

paiement d'hôtels ou de restaurants de luxe). Ou bien il s'agit de « bénéfices secondaires » : les avantages pour le médecin « utilisé » par les labos ne s'arrêtent pas à l'argent, aux flatteries et aux beaux voyages payés. Le médecin est épaulé dans sa carrière académique, sa renommée amplifiée par le réseau de communication des labos, l'obtention de fonds de recherche fortement appuyée, tel est le parcours quasi obligatoire pour faire partie du cénacle.

Les firmes apportent aux « leaders d'opinion » la reconnaissance professionnelle par leur puissante logistique événementielle (congrès, symposiums, colloques, agences de presse). Vous êtes ainsi « distingué », et nommé plus rapidement médecin titulaire ou professeur. La notoriété dans le milieu médical passe invariablement par la soumission aux codes donc l'inclusion de patients dans des essais thérapeutiques subventionnés au moins à 80 % par l'industrie pharmaceutique.

Lors d'un congrès international récent à Londres organisé par le CTOS[233], je me suis sentie très isolée car parmi les 43 Français présents, j'étais la seule à avoir payé mes frais (inscription, voyage et hôtel). Les autres étaient tous invités par un grand labo qui voulait absolument multiplier les indications de sa molécule phare. J'ai subi le mépris des invités français, qui me connaissaient pour la plupart, et ne m'ont pas adressé la parole.

Cette expérience montre que le mal est profond, malgré les dénonciations récentes dans de nombreux ouvrages et dans la presse, notamment celles de Marcia Angell, l'ancienne rédactrice en chef du *New England*

233. Connective Tissue Oncologic Society (l'Association américaine des tumeurs des os et parties molles).

Journal of Medicine. L'offensive des labos se poursuivit à grande échelle. Dans les mois suivants, nous vîmes fleurir les publications sur la drogue miracle dont le labo avait subventionné le congrès de Londres. Aucun résultat notable pour les patients mais les participants, tous coauteurs d'une publication, pouvaient témoigner de leur implication dans la recherche et entrer ainsi dans le cercle fermé des médecins hospitaliers titulaires. Ma collaboratrice, vénérée des patients depuis 20 ans, fut refusée au dernier concours de praticien hospitalier sous prétexte qu'elle appartenait à une équipe marginalisée. Elle ne faisait pas partie du groupe des 42 soumis aux lois des firmes et prescrivait en fonction de l'intérêt du patient et non du dernier essai thérapeutique à la mode.

Il existe évidemment une hiérarchie des rétributions selon l'utilité des intervenants : quelques centaines d'euros pour un médecin, quelques milliers pour un investigateur qui inclut des malades dans un essai thérapeutique, quelques dizaines ou centaines de milliers pour le promoteur d'un essai important ou un leader d'opinion.

Enseignement orienté des étudiants

Les médecins universitaires ont quasiment le monopole de la formation des étudiants. Dans leurs cours, ils ont naturellement tendance à mettre en avant les médicaments qu'ils ont étudiés lors d'essais, surtout s'ils en ont été les promoteurs (habituellement bien rémunérés). Depuis quelques années, des médecins généralistes accèdent à un statut de chargé d'enseignement pour la formation des médecins généralistes, mais ils sont également soumis au matraquage des visiteurs médicaux. Je crains que leur objectivité ne soit mise à mal.

Les étudiants hospitaliers bénéficient pendant tout leur cursus hospitalier des staffs et autres réunions tenues par les services, mais le plus souvent organisés par les laboratoires.

Trafic d'influence subliminale auprès des médecins prescripteurs

Les visiteurs médicaux

Il y a quelques jours, dans notre hôpital, une charmante visiteuse médicale proposait 500 euros à une de mes collaboratrices pour présenter un produit connu (mais cher) dans notre service, devant quelques médecins et infirmières. Pour lui éviter un travail supplémentaire, elle lui fournissait le CD avec la présentation toute prête. Elle lui a simplement demandé son numéro de Sécurité sociale, afin de lui verser l'argent, qu'elle était ensuite libre de reverser à l'association de son choix. Cinq cents euros, soit presque la moitié du salaire d'une secrétaire.

Quelques mois plus tôt, une autre déléguée expliquait que pour octroyer une subvention à notre association, nous devions prescrire son facteur de croissance. Nous lui avons alors rappelé que le combat de notre service était principalement de lutter contre la mise sous tutelle des médecins par l'industrie pharmaceutique…

D'après le rapport de l'IGAS, en 2004, les firmes en France dépensaient en promotion 25 000 euros par an et par médecin, et 13 000 euros d'après les chiffres du LEEM[234]. La visite

234. La Chambre syndicale des fabricants de produits pharmaceutiques est devenue le LEEM en 2002. Les entreprises du médicament représentent 98,7 % de l'activité du médicament en France.

médicale leur coûte plus d'un milliard d'euros annuels, et les congrès 120 millions.

Formation post-universitaire sous contrôle

En 2008, Ray Monihan[235] fait une brillante étude du problème :

« Nous avons tous participé à ces séminaires de formation, symposiums médicaux, et autres conférences scientifiques généreusement sponsorisées par les géants de l'industrie pharmaceutique. Les signes du sponsoring de ces événements par les firmes y sont manifestes [...] Mais qu'en est-il dans les amphithéâtres, où une formation de haut niveau est délivrée aux médecins par des intervenants respectés ? Les partenaires n'ont-ils vraiment aucun accès à ces lieux sacrés de la formation indépendante ? Il semble qu'une influence invisible puisse s'écouler à travers ces séminaires sponsorisés – y compris ceux accrédités par des organisations respectées – et beaucoup plus souvent que nous ne nous l'imaginons. Le problème évident, en autorisant les sponsors à proposer des intervenants, est qu'ils ont tendance à choisir des intervenants qui, du point de vue de la firme, au mieux favoriseront ses médicaments, et au pire ne contrediront pas ses messages commerciaux. Le problème n'est pas que des conférenciers modifient leurs présentations pour répondre aux attentes du sponsor ; c'est que les médecins qui participent à ces sessions n'ont pas la possibilité d'entendre tous les points de vue, lors d'une formation supposée être libre de l'influence de l'industrie. »[236]

---

235. Ray Monihan est maître de conférences adjoint à l'université de santé de Newcastle, Australie.

236. « L'influence invisible », *BMJ*, volume CCCXXXVI, 23 février 2008, pp. 416-417.

Et les médecins sont maintenus dans l'ignorance de la réalité du sponsoring. Ils pourraient s'en douter et imaginer que les marchands de médicaments ne sont pas différents des autres commerçants, mais il n'est pire aveugle que celui qui ne veut pas voir...

La formation continue des médecins, rendue obligatoire par la loi, est presque uniquement prise en charge par l'industrie pharmaceutique. Ce problème majeur d'indépendance n'a jamais été résolu. Ces formations assurées, ou au moins sponsorisées par un laboratoire qui distribue de la publicité, en plus du buffet, donnent droit à des points, qui prouvent que le médecin a validé la formation continue obligatoire.

Se faire acheter deviendrait presque une obligation légale. Pourtant, ne pourrait-on pas se rassembler sans frais dans les locaux de la faculté, les bibliothèques ou les salles de réunion des services ? Non ! De grands hôtels, parfois à l'autre bout du monde, au soleil, sont visiblement nécessaires pour étudier l'intérêt d'un facteur de croissance ou d'un nouvel anticoagulant.

Un médecin peut tout à fait légalement être invité à Los Angeles ou Rio, tous frais payés, pour assister à une opération promotionnelle sur un nouveau médicament (à condition de le déclarer au Conseil de l'Ordre), prétendre ensuite que cela n'influence en rien ses prescriptions et, pire, le croire sincèrement.

Il n'y a plus actuellement un seul congrès médical international qui ne soit pas financé, directement ou indirectement, par les firmes pharmaceutiques. Lors du dernier congrès qui eut lieu à Paris (mars 2011) et qui portait sur les thérapies ciblées, 700 drogues, censées tuer la cellule cancéreuse mais coûtant des sommes fabuleuses pour des résultats modestes, ont été étudiées. Et 60 % de l'auditoire était constitué de représentants de l'industrie pharmaceutique. Parmi les 40 % restants de médecins ou pharmaciens, 60 % étaient invités par l'industrie. Comment faire la part des choses ? Pub ou science ?

Conflits d'intérêts entre chercheurs, patrons de faculté et industrie pharmaceutique

S'attacher la reconnaissance d'un chercheur réputé ou d'un médecin leader d'opinion justifie des investissements importants venant de firmes pharmaceutiques. Ces patrons de faculté participent à l'élaboration des recommandations thérapeutiques qu'on tente d'imposer aux médecins. Ils influencent aussi la population au travers d'articles dans la presse grand public ou d'émissions télévisées supposées informer sur les progrès des traitements ou les risques des maladies, et dans lesquelles il n'est jamais fait mention de leurs liens avec les laboratoires, malgré les lois qui le stipulent formellement. Ces leaders d'opinion sont parfois payés 7 000 euros pour un exposé d'une heure[237] en congrès.

Aux États-Unis, un chercheur à l'Institut national de santé américain (NIH) a été inculpé de violation de la loi sur le conflit d'intérêts criminel parce qu'il avait omis de déclarer les liens financiers qu'il avait avec le géant de la pharmacie, le groupe Pfizer. Il a été accusé d'avoir accepté 285 000 dollars.

En France, en 2008, la revue *UFC-Que Choisir* a engagé des procédures à l'encontre de neuf médecins qui

---

237. Rapport de la mission du médicament de la Chambre des lords anglaise.

n'avaient pas déclaré leurs liens majeurs avec l'industrie pharmaceutique.

Lors des essais thérapeutiques de possibles blockbusters[238], les promoteurs sont rétribués trop grassement par les laboratoires (parfois plusieurs centaines de milliers d'euros) et leur jugement s'en trouve gravement altéré. De même, les statisticiens chargés de l'analyse de l'essai savent qu'ils doivent non pas rechercher une vérité scientifique mais démontrer l'efficacité du produit s'ils veulent conserver leur clientèle. La rigueur s'en ressent.

Des études faussées

L'étude Jupiter, évoquée au chapitre IV, a démontré l'omnipotence des conflits d'intérêts. Elle avait conclu que le médicament anticholestérol étudié était utile même chez des personnes ayant un taux de cholestérol normal mais présentant une C Reative Proteine supérieure à la moyenne. L'étude a été conduite par le laboratoire et fabricant AstraZeneca. 9 des 14 coauteurs de Jupiter ont des liens financiers avec le laboratoire et la majorité des membres des comités en charge de la surveillance des aspects méthodologiques et éthiques de l'étude ont des relations avérées avec l'industrie pharmaceutique. Le principal auteur de l'étude est un des codétenteurs du brevet du test biologique mesurant le dosage de la CRP.

Dans *USA Today* du 6 mars 2009, Marilyn Elias rapporte les inquiétudes que suscitent les conflits d'intérêts dans la recherche sur les médicaments psychiatriques. Lisa

238. Médicament censé rapporter plus d'un milliard de dollars par an au laboratoire qui le fabrique.

Cosgrove, psychologue à l'université du Massachusetts-BostonMassachusetts (Boston), rappelle la subordination financière entre les compagnies pharmaceutiques et les membres de la commission qui révisent la « bible » des diagnostics psychiatriques : « 68 % des membres sont concernés. Et parmi ceux qui ont des liens, environ quatre sur cinq sont dans les conseils d'administration, possèdent des actions ou collectent de l'argent en tant que conseillers. »

L'association de psychiatrie a exigé pour la première fois en 2009 que les membres divulguent publiquement tous leurs liens avec l'industrie. Les publications sur les liens d'intérêts entre auteurs des recommandations et pharma se multiplient.

Citons l'article explicite du *JAMA* sur le rapport entre les subventions des études publiées et les conclusions des essais randomisés sur les médicaments (avec tirage au sort, médicament testé contre placebo ou drogue équivalente)[239]. Lorsque les essais étaient organisés par des organismes indépendants, le médicament expérimental était recommandé comme traitement de choix dans 16 % des cas, contre 51 % quand les essais étaient sponsorisés par des organisations à but lucratif.

---

239. « Association of Funding and Conclusion in Randomized Drug Trials. A Reflection of Treatment Effect or Adverse Events? », *JAMA*, vol. CCXC, n° 7, 20 août 2003, p. 921.

Le réseau Cochrane[240], après analyse d'essais cliniques inclus dans des méta-analyses[241], a également prouvé que les conclusions des essais financés par les firmes sont cinq fois plus favorables aux médicaments testés que ceux financés par des organismes indépendants. De même que les valeurs des sondages sont relatives et leur manipulation possible, les statistiques médicales ne confèrent aux essais aucune valeur de preuve absolue. Ainsi, les conclusions des essais thérapeutiques financés par l'industrie peuvent être plus souvent positives grâce à l'interprétation statistique de l'essai. Malheureusement, c'est sur la foi d'études cliniques exclusivement menées et financées par les firmes que s'évaluent aujourd'hui les traitements. Les manipulations démontrées lors des scandales du Vioxx et du Mediator (efficacité insuffisante « améliorée », complications et toxicité occultées, pistes de recherche volontairement non explorées...) ne sont pas des cas isolés.

La recherche publique, seule capable d'apporter les analyses contradictoires nécessaires au débat et au progrès scientifique, et d'explorer les territoires laissés en friche par l'industrie, assure de moins en moins ce rôle, faute de moyens financiers, mais aussi pour des raisons culturelles récentes. Le LEEM,

240. Le réseau Cochrane (du nom d'un épidémiologiste britannique incitant à la synthèse des données médicales et à leur mise à jour) est un réseau international de volontaires pour « préparer, tenir à jour et diffuser les revues systématiques des études évaluant les thérapeutiques préventives et curatives ».

241. La méta-analyse est une méthode épidémiologique quantitative qui révise et analyse les données de plusieurs essais plus petits (regroupement statistique). Elle permet d'obtenir une estimation globale d'un effet. Sa qualité dépend de la qualité des études qui la constituent.

représentant de l'industrie du médicament, siège au conseil d'administration de l'Inserm[242]. L'ensemble de la recherche biomédicale publique est, par conséquent, statutairement en conflit d'intérêts. Le partenariat public-privé Sanofi-Aventis/ Alliance SDV, dont le président est le directeur de l'Inserm, a été signé en février 2010.

Les partenariats

Dans un communiqué du 17 février 2010, Sanofi-Aventis a annoncé la signature d'un partenariat de recherche avec l'Aviesan[243]. C'est la première fois qu'un tel partenariat est conclu avec l'ensemble du monde de la recherche académique en France dans le domaine de la santé. Malheureusement, le syndicat des chercheurs souligne que cela n'a pas empêché la fermeture de 5 centres de recherche et le licenciement de 1 300 chercheurs. S-A est pourtant une entreprise prospère, grâce au prix élevé des médicaments. Elle est largement bénéficiaire, elle a annoncé un bénéfice record de 8,4 milliards d'euros pour l'année 2009. Le géant de l'industrie pharmaceutique se place ainsi juste derrière Total parmi les multinationales françaises. Le secteur des vaccins de Sanofi a connu le bond le plus important l'année dernière, avec un chiffre d'affaires de 465 millions d'euros grâce au vaccin H1N1.

Les membres du G5 (Sanofi-Aventis, Pierre Fabre, Servier, Ipsen et le laboratoire de fractionnement des biotechnologies) proposent les axes de réflexion suivants : utiliser les fonds du Grand Emprunt pour que les équipes françaises de recher-

---

242. Placé sous la double tutelle du ministère de la Recherche et de celui de la Santé.

243. Alliance nationale pour les sciences de la vie et de la santé, créée en avril 2010.

che, de rang international, soient orientées vers des priorités stratégiques thérapeutiques nationales ; supprimer tout ou partie des taxes payées par l'industrie pharmaceutique pour les entreprises qui s'engagent à consacrer des montants équivalents au financement de projets de recherche en France. Ledit G5 se prononce pour que l'Aviesan devienne « pour chaque projet une agence de financement afin de pérenniser et d'accroître ainsi à long terme l'aide de l'État ». L'État paie la recherche et l'industrie choisit les orientations, les sujets de recherche et ramasse le gros lot lorsque celle-ci développe le médicament en son nom grâce au partenariat public/privé. La recherche fondamentale est oubliée puisque l'industrie partenaire va choisir ses priorités – qui, le plus souvent, sont proches de ce qui est le plus rapidement rentable.

Les experts de l'Afssaps : conflits d'intérêts et bureaucratie

« L'Afssaps, agence de sécurité sanitaire, se trouve à l'heure actuelle structurellement et culturellement dans une situation de conflit d'intérêts. »[244]

Créée en 1999, avec un budget de 77,6 millions d'euros en 2002 et près de 1 000 employés et 15 commissions d'experts, l'Afssaps est chargée d'évaluer, inspecter, contrôler les produits de santé destinés à l'homme : médicaments, produits sanguins, organes, tissus, cellules, produits de thérapie génique et cellulaire, dispositifs médicaux et de diagnostic *in vitro*, matières premières à usage pharmaceutique, produits cosmétiques et d'hygiène corporelle… Elle doit « assurer et coordonner la vigilance sanitaire », « alerter » en cas de risque pour la santé publique,

244. Rapport IGAS, 2011.

assurer l'évaluation scientifique et médico-économique des médicaments. Elle exerce le contrôle dans ses laboratoires des produits et de leur publicité et inspecte les établissements. Elle délivre en France l'autorisation de mise sur le marché des médicaments et dispositifs médicaux. Elle n'est pas seulement un organisme de contrôle, mais une agence à pouvoir majeur de décision.

Les conflits d'intérêts des experts, déjà évoqués au cours des chapitres concernant les catastrophes médicamenteuses, sont trop nombreux pour être tous cités. Ils constituent la pratique courante puisque ce sont les mêmes personnes qui passent des ministères à la tête des entreprises privées et vice versa, ou bien cumulent des fonctions d'experts, de professeurs des universités et de directeurs des unités de recherche. Pourtant, certains efforts ont été réalisés au fil des affaires. Les déclarations des conflits sont obligatoires mais aucune sanction n'est prévue en cas d'omission ou de fausse déclaration. On ne compte plus les auditions d'experts présentant des conflits majeurs et de nombreux autres chez les membres permanents des commissions.

Transparence des procédures

Les procédures d'AMM facilitent les manipulations. Dans tous les pays démocratiques, les débats en justice sont publics et contradictoires : « à charge et à décharge ». À l'inverse, les jugements actuels d'AMM demeurent secrets (ni le dossier d'AMM ni les débats ne sont publiés) et instruits uniquement par une partie : le laboratoire. De telles procédures évoquent la tristement célèbre Inquisition.

Dans tous les pays démocratiques, les juges sont payés par l'État et ne doivent en aucun cas avoir de lien avec l'une des deux parties qui se présentent. Dans la commission d'AMM, aucun expert n'est indépendant des laboratoires : au contraire, tous en vivent, et parfois très largement. Comment s'étonner alors de la facilité avec laquelle les médicaments soumis à la commission d'AMM sont déclarés « novateurs », « avec une balance efficacité/risque très positive » ?

L'indépendance des commissions de fixation des prix et du taux de remboursement est exceptionnelle. Il en est de même pour la plupart des membres chargés de la pharmacovigilance, dont la société scientifique est largement sponsorisée par l'industrie. Ces conflits d'intérêts expliquent en très grande partie les « incompréhensibles » défaillances du système de pharmacovigilance, relevées par l'IGAS dans le scandale du Mediator[245]. Or, des règles procédurales ont été établies dès 1999, lors de la création de l'Agence. Il n'est que temps de les faire appliquer *sans faille et sans exception* et au fil du temps. Deux des responsables les plus importants de l'Agence, après avoir quitté leurs fonctions respectives, ont ainsi contracté des liens financiers avec les laboratoires Servier. Toutefois, leur statut de professeur des universités les a mis à l'abri de la commission de déontologie, qui s'est déclarée incompétente en la matière en 2000.

L'IGAS insiste sur le poids des liens d'intérêts des experts contribuant aux travaux de l'Afssaps. Selon la mission, la notion de liens d'intérêts doit être élargie. Elle ne doit pas s'appliquer exclusivement aux professionnels de santé.

« Tous les agents publics y sont tenus. Il doit en être ainsi en particulier, pour les membres des cabinets ministériels de

245. Rapport de l'Inspection générale des affaires sociales sur le Mediator, paru le 15 janvier 2011.

manière plus globale. L'Afssaps se trouve à l'heure actuelle structurellement et culturellement dans une situation de conflit d'intérêts. Pas en raison de son financement qui s'apparente à une taxe parafiscale, mais par une coopération institutionnelle avec l'industrie pharmaceutique qui aboutit à une forme de coproduction des expertises et des décisions qui en découlent. »[246]

Le député et cardiologue Gérard Bapt, à la suite du scandale du Mediator, s'interroge : « Il est difficile de croire qu'il n'y a pas eu complaisance quand on sait qu'un membre de l'AMM est l'époux d'une salariée de Servier. » Depuis 1999, l'Afssaps demandait à Servier de conduire une étude qui mesurerait les effets indésirables du Mediator, réitérant sa demande en 2001. Elle ne l'obtiendra qu'en 2007, alors qu'en Suisse et en Espagne, lorsque les autorités ont exigé une explication quant aux effets secondaires de ce médicament, il n'a pas fallu trois semaines à Servier pour retirer son produit. « [...] Servier n'avait sans doute pas le même entregent à l'étranger », conclut le député.

D'après le site de l'Afssaps, « le directeur de l'évaluation des médicaments et des produits biologiques de l'Afssaps, membre de la commission d'autorisation de mise sur le marché, a également exercé de nombreuses responsabilités au sein d'instances hospitalo-universitaires. Il s'est très fortement impliqué dans l'évaluation des médicaments en qualité d'investigateur clinicien [...] Président du groupe de travail Thrombose, il a participé à la réalisation et au suivi de plusieurs études cliniques multicentriques et internationales (en particulier dans le domaine cardiovasculaire) ».

246. www.gerardbapt.info

Exercer en même temps le rôle de directeur dans une agence dite indépendante et celui d'investigateur dans des essais cliniques pose un problème d'impartialité. Au moins cinq ans devraient s'écouler avant que la personne puisse passer d'une fonction à l'autre.

Dans *Le Point* du 30 janvier 2011, on peut lire que Gérard Bapt a dénoncé deux conflits d'intérêts concernant l'Agence européenne du médicament (EMEA) et l'attribution de fonds publics pour la recherche. M. Bapt a jugé « scandaleux que Thomas Lönngren ait quitté son poste de directeur de l'EMEA pour aussitôt devenir consultant pour l'industrie pharmaceutique au NDA Group [...] Ces allers-retours entre organismes publics de décision et groupes privés sont inacceptables ».

L'ex-directeur général de l'Afssaps écrivait en 2009 : « La problématique des conflits d'intérêts dans le domaine des produits de santé a des traits spécifiques. Le processus de développement des produits de santé associe de façon chronique des opérateurs privés et des scientifiques évoluant dans des collectivités publiques [...] »[247]

Mais ce constat n'est assorti que de mesures mineures visant à déclarer les conflits sur Internet en 2011. Et pour lui, seuls les grands experts multitâches (faculté, hôpital et firmes) ont les compétences nécessaires : « Il faut garantir l'impartialité des processus d'évaluation sans sacrifier la qualité scientifique de l'évaluation : dans des domaines thérapeutiques qui ne cessent d'évoluer et de se sophistiquer, les experts qui collaborent avec les firmes pour le développement de médicaments, de dispositifs médicaux

247. www.afsapps.fr, bilan 2009, dispositif de gestion des conflits d'intérêts.

ou d'autres produits de santé, comme les préparations de thérapies cellulaires ou géniques, sont les plus en prise sur l'innovation et ceux qui ont le plus haut degré d'expertise sur les produits. »

Il s'appuie sur le modèle des autres agences pour justifier une classification de liens majeurs et mineurs. Seuls les premiers feraient obstacle à la participation de l'expert à l'évaluation du dossier concerné.

En France, un médecin peut être à la fois chef de service hospitalier, professeur des universités (donc enseignant et chercheur), consultant rémunéré par l'industrie pharmaceutique, membre d'une agence gouvernementale régulant le marché du médicament, ou être interviewé dans la presse sur les avantages et inconvénients d'un médicament sans préciser ses liens avec la firme qui le commercialise. Il peut de plus être maire, député en France ou en Europe. Ce cumul des fonctions, caricature des conflits d'intérêts, est extrêmement rentable. L'Inspection générale des affaires sociales a révélé qu'un leader d'opinion peut toucher plus de 600 000 euros pour un seul contrat de consultant.

Ces liens sont maintenant pour beaucoup publiés, mais *transparence* ne signifie pas « indépendance ». Les membres des commissions de l'Afssaps, qui prétendent que leurs liens avec l'industrie témoignent seulement de leur « grande expertise » et ne corrompent pas leurs décisions, se sont révélés incapables de refuser l'AMM du Vioxx et ont laissé le Mediator en circulation ; alors que de simples médecins, qui ne disposaient ni des données du dossier d'AMM, ni de leurs moyens d'investigations, ont très tôt reconnu et publié leurs doutes quant à l'efficacité et l'innocuité de ces médicaments tueurs, prédisant leur futur retrait du marché.

La structure des agences de surveillance

La structure même des agences de surveillance organise le conflit d'intérêts. L'AMM peut être délivrée par l'Agence française mais aussi par l'Agence européenne du médicament (EMA) ; en d'autres termes, elle est donnée soit par les autorités nationales compétentes, en cas de procédure nationale ou de reconnaissance mutuelle[248] ou décentralisée[249], soit par l'Agence européenne des médicaments en cas de procédure centralisée[250] avec la procédure nationale ; l'AMM octroyée par l'Agence du médicament d'un État n'est alors valable qu'à l'intérieur de cet État.

En France, l'AMM est délivrée par le directeur général de l'Afssaps. Comme l'EMA, l'Afssaps est financée dans sa quasi-totalité par les firmes pharmaceutiques, ce que dénoncent la commission d'enquête du Sénat sur le médicament et la Cour des comptes qui use de la litote suivante : « Le mode de financement retenu n'est pas de nature à assurer l'indépendance de l'Agence. »

À cela, l'Agence rétorque que la majeure partie de ces redevances sont des taxes obligatoires. Certes, mais rien n'oblige

248. La « procédure par reconnaissance mutuelle » permet d'octroyer une AMM à certains États choisis par le demandeur, après l'octroi d'une AMM initiale par l'un des États membres.

249. La « procédure décentralisée » est identique à la procédure de reconnaissance mutuelle hormis le fait qu'aucun des États choisis n'a délivré une AMM initiale : l'évaluation est d'emblée partagée entre les États.

250. L'AMM est accordée à tous les États membres par la Commission européenne après avis de la commission d'autorisation de mise sur le marché européenne (Agence européenne du médicament ou EMA).

une firme à soumettre sa demande d'AMM à l'Afssaps, qui se trouve en concurrence sur ce « marché » avec l'EMA.

Aux États-Unis, l'insuffisance de la FDA envers la surveillance des drogues autorisées sur le marché est patente. D'après David Graham, directeur de l'Office des nouveaux médicaments, « des études indépendantes sont exceptionnellement réalisées par la FDA sur les problèmes de sécurité ignorés ou délibérément sous-estimés »[251].

En effet, depuis 1992, l'office des drogues nouvelles reçoit la majorité de ses crédits de fonctionnement des compagnies pharmaceutiques sous la forme de demande d'autorisation de mise sur le marché (500 000 dollars par demande). C'est ce qu'on appelle pudiquement les frais aux usagers. « Trop souvent, la FDA considère et continue de considérer l'industrie pharmaceutique comme un client. Une source vitale de revenus pour notre existence et non pas un secteur d'activité de la société qui nécessite une régulation sans faille. »[252]

En 1994, le Canada a adopté le même système : 70 % des fonds destinés à l'approbation des médicaments viennent de l'industrie et servent à payer fonctionnaires et scientifiques responsables de la sécurité sanitaire. En contrepartie, l'industrie a obtenu une accélération importante de l'approbation des médicaments.

En d'autres termes, l'industrie pharmaceutique paie pour que les agences de contrôle approuvent la commercialisation de leurs médicaments.

---

251. David J. Graham, directeur associé de la FDA, a témoigné sous serment devant le Comité sénatorial des finances, érigé en commission d'enquête sur le Vioxx (17 novembre 2005).

252. Témoignage de David J. Graham devant la commission sénatoriale.

Une pharmacovigilance inexistante abandonnée aux firmes

Une fois sur le marché, le médicament est soumis à un plan de pharmacovigilance visant à vérifier qu'il n'est pas dangereux pour les personnes qui l'utilisent, et les autorités sanitaires se reposent sur des données de labos pour la plupart négatives.

Quant aux médecins, hospitaliers ou privés, ils sont rapidement découragés par la lourdeur des procédures et l'inefficacité de leurs efforts. Le signalement conduit à la visite d'un médecin ou d'un pharmacien, membre d'un service de pharmacovigilance qui juge de l'intérêt du signalement avant de, souvent, le rejeter sans plus d'explications. De plus, le médecin peut craindre une procédure judiciaire si sa responsabilité est mise en cause (même si *in fine* elle ne l'est pas). L'idée d'être en sursis durant de longs mois, voire des années, dissuade la plupart d'entre eux. Les médecins ne sont pas des héros.

D'après le Dr Strand, moins de 50 % des effets indésirables sérieux sont détectés par la FDA avant la mise sur le marché. « Le grand essai clinique » porte donc sur la population.

Le Mediator est à cet égard un exemple manifeste. « Le benfluorex était sous enquête officieuse depuis mai 1995, puis officielle en mai 1998, compte tenu de sa dangerosité potentielle. L'hypothèse d'une demande de retrait de ce médicament aurait pu être formulée, sur la seule base de sa parenté chimique avec le benfluorex et de l'existence d'un métabolite commun avec les fenfluramines. »[253] Pendant 10 ans, de 1995 à 2005, ce point ne sera pas inscrit à l'ordre du jour de la Commission de pharmacovigilance.

253. Rapport de l'IGAS de janvier 2011.

Le retrait n'a été décidé qu'en septembre 2009. Comme le souligne l'IGAS, dans la chaîne du médicament, le principe de précaution élaboré pour la protection de la population ne profite, en réalité, qu'aux laboratoires. Il est beaucoup plus difficile de retirer un médicament du marché que d'obtenir son AMM.

La sous-notification d'effets indésirables observés est considérable. Les médecins craignent de se voir reprocher une mauvaise prescription. On estime communément que moins d'un centième des accidents est ainsi signalé. De plus, les médecins ne sont pas informés rapidement des risques du médicament. Ainsi, le *Thésaurus des interactions médicamenteuses* de l'Afssaps n'a pas été mis à jour depuis 18 mois, ce qui signifie qu'on ne trouve pas ce que l'on cherche. Les agences s'accommodent bien trop vite de l'absence de données de pharmacovigilance, et se montrent par ailleurs fort peu curieuses des données que leurs homologues européennes ou américaines mettent à leur disposition.

Quid de l'indépendance de la Haute Autorité de santé ?

La Haute Autorité de santé élabore les recommandations professionnelles « pour aider le praticien et le patient à rechercher les soins les plus appropriés dans des circonstances cliniques données »[254].

La méthode d'élaboration des recommandations utilisée par la HAS repose sur un demandeur qui propose le sujet des recommandations ; un promoteur qui finance l'élaboration et la diffusion des recommandations ; un comité d'organisation chargé de définir les limites du thème et les questions

254. Loi du 10 août 2004.

auxquelles les recommandations devront répondre[255] ; un groupe de travail qui réalise la synthèse des connaissances et rédige les recommandations ; et un groupe de lecture qui valide les informations données et apporte des informations complémentaires. Là aussi les conflits d'intérêts règnent sans partage.

En mars 2009, le Formindep révélait que « la HAS, dans l'élaboration d'au moins deux de ses recommandations parmi les plus importantes, celles sur le diabète et la maladie d'Alzheimer, faisait peu de cas de la législation et de ses propres règles internes sur la gestion des conflits d'intérêts des experts et auteurs de ses documents »... Neuf mois plus tard, le Formindep a saisi le Conseil d'État pour demander l'annulation de ces deux recommandations professionnelles.

Comme je le dénonçais déjà en 1993[256], les références médicales opposables (RMO) étaient plutôt l'expression de choix partisans de leaders d'opinion. La preuve 15 ans plus tard : de nombreuses RMO ont été infirmées ou sont caduques, bien qu'elles aient permis à la Sécurité sociale manipulée par les lobbies médicaux de persécuter certains collègues et particulièrement des généralistes. Elles ont été remplacées par les recommandations souvent présentées aux médecins et aux patients comme « opposables » (c'est-à-dire obligatoires), autorisant ainsi le harcèlement des médecins libéraux, les obligeant à répondre à de multiples sollicitations administratives. Beaucoup abandonnent le métier, renoncent à la carrière de généraliste s'ils sont étudiants, ou se suicident s'ils

255. Il choisit également les membres du groupe de travail et de lecture.

256. Dans mon mémoire sur les références médicales opposables, dirigé par le Pr Chemillier-Gendreau.

n'en peuvent plus (le taux de suicide des médecins français est quatre fois plus élevé que celui du reste de la population[257]).

Mais quand bien même les agences de santé parviendraient à mener leurs travaux scientifiques de façon satisfaisante, les pressions qu'elles subissent pour autoriser, maintenir, rembourser ou recommander des médicaments peu efficaces et parfois dangereux, sont nombreuses.

Xavier Bertrand avait annoncé le remboursement du Gardasil en février 2007 avant même son évaluation par le Comité technique des vaccinations. Récemment, le Comité économique des produits de santé (CEPS) a accordé au Multaq (dronédarone) de Sanofi-Aventis un prix 11 fois supérieur à la molécule de référence, l'amiodarone, après que la Haute Autorité de santé a été priée de revoir son évaluation « médiocre ». Dans une évaluation sur quatre, la Commission de transparence de la HAS doit revenir sur un premier avis jugé trop sévère.

Ainsi, le problème des recommandations des bonnes pratiques est capital. Leur concept est largement discutable mais encore plus si elles sont rédigées « sous influence ».

Les tribunes du Formindep[258] relatent, non sans humour, les dérives des recommandations de l'HAS sur la maladie d'Alzheimer : « La HAS perd la mémoire de ses propres exigences. »[259] Les déclarations publiques d'intérêts des cinq membres du comité d'organisation n'ont été rendues

---

257. CARMF (2006) : le suicide des médecins. Léopold (Yves), Powerpoint disponible sur www.apima.org
258. Formindep : pour une formation et une information médicales indépendantes de tout autre intérêt que celui de la santé des personnes.
259. http://www.formindep.org/

publiques que le 18 mars 2009, après que le Formindep avait interpellé la HAS. Ces cinq membres présentent des liens d'intérêts directs avec les firmes commercialisant des médicaments indiqués dans les démences. La conclusion parle d'elle-même : la prescription des médicaments spécifiques de la maladie d'Alzheimer à l'efficacité contestée est six fois plus importante que dans d'autres pays.

Voici un appel du Formindep : « Le Formindep appelle les professionnels de santé à ne pas appliquer ces recommandations biaisées et altérées par des influences commerciales non contrôlées. Il appelle les usagers du système de santé à exiger des soins fondés sur des données fiables et indépendantes des intérêts commerciaux, financiers et industriels. »

Chapitre XII

La chaîne du médicament, état actuel et perspectives

Les principes à mettre en œuvre pour assainir la chaîne du médicament paraissent simples. Les appliquer nécessite un courage politique majeur international prêt à affronter des groupes de pression très puissants et très bien organisés. Seule une prise de conscience par les patients et leurs associations pourront contre-balancer les lobbies de l'industrie et retourner le système dans l'intérêt prioritaire des malades.

La corruption, définie par Transparency International (TI)[260] comme « l'abus d'une position publique à des fins privées », répond à l'essentiel des dérives du circuit du médicament. D'après TI, cette corruption atteint plusieurs niveaux du domaine de la santé : détournement et vol de fonds du budget de santé ou des revenus du ticket modérateur (au niveau de l'administration ou dans les centres de soins), trucage des marchés publics, commissions occultes, pots-de-vin, surfacturation ou non-respect des

260. TI est une ONG qui vise à étudier et à rapporter les cas de corruption.

normes contractuelles de qualité. Elle touche également le système de paiement : fraude aux assurances-maladies, facturation de services non fournis, création de patients fantômes, achat de clientèle, orientation abusive des patients des hôpitaux publics vers les cabinets privés, réalisation d'interventions inutiles facturées.

Sur la chaîne d'approvisionnement du médicament, les types de corruption sont également épinglés par TI, recoupant les différentes dérives citées au long des chapitres de cet ouvrage : détournement et vol de médicaments, frais exigés par des fonctionnaires pour approuver un produit (lors du dédouanement), influence sur les prescriptions, corruption des organes de contrôle en faveur d'un laxisme vis-à-vis des médicaments contrefaits ou de mauvaise qualité.

Le problème le plus grave est celui des conflits d'intérêts, présent à presque tous les niveaux et aboutissant à un fonctionnement tellement dévoyé de la chaîne du médicament qu'un juge américain n'a pas hésité à le qualifier de système mafieux et d'utiliser la loi RICO antimafia contre des firmes pharmaceutiques.

État actuel du circuit du médicament : les phases de développement et les améliorations à envisager à chaque étape

La toute première marche est la découverte d'une activité chimique à vertu éventuellement médicale, à partir d'un élément naturel ou l'isolement d'un principe actif. Les chercheurs parviennent à isoler d'une plante, d'un animal, ou d'un minéral au pouvoir médicinal connu une molécule, ou la créer de toutes pièces par synthèse chimique. Lors de cette première étape apparaissent souvent des conflits car le brevetage de plantes ancestrales par certains laboratoires relève d'un hold-up sur les pays pauvres[261].

Études pharmacologiques

La molécule est testée sur l'animal pour vérifier son activité et l'absence de toxicité aiguë, puis sur l'homme si les essais animaux sont convaincants. À ce stade (phase 1), les études portent sur quelques dizaines ou centaines de personnes, pour établir comment la molécule se transforme et agit. On tente de préciser son mécanisme d'action, les concentrations sanguines et viscérales obtenues, la manière dont elle est transformée puis éliminée par l'organisme. La dose toxique et la dose minimale efficace sont déterminées.

Des essais thérapeutiques secrets et parfois truqués

De nouveaux essais sont réalisés afin de prouver l'efficacité et la non-toxicité du produit (phase 2). Dans la quasi-totalité des cas, ces essais sont conçus, organisés et payés par les firmes pharmaceutiques qui en obtiennent ainsi la propriété exclusive et le droit d'en disposer à leur guise. Elles peuvent les analyser et les mettre en forme comme bon leur semble, les publier ou les cacher, voire modifier des données importantes sans qu'aucun tiers indépendant ne puisse le savoir.

Les médecins responsables de l'essai (médecins promoteurs) sont très bien rémunérés (de 100 000 à 500 000 dollars) par le laboratoire et signent une clause de confidentialité leur interdisant de diffuser leurs constatations à quiconque, même

261. Fleurentin (Jacques), Pelt (Jean-Marie), Mazars (Guy), *Des sources du savoir aux médicaments du futur*, (actes du IVe Congrès européen d'ethnopharmacologie), Paris, IRD, 2002.

en cas d'accidents. Aux États-Unis, le laboratoire Apotec a réussi à faire condamner et exiger 20 millions de dollars de dommages et intérêts à un lanceur d'alerte qui travaillait dans son laboratoire et avait révélé que leur nouveau médicament pouvait tuer les malades. Une première obligation à respecter dans la refonte du circuit du médicament sera la protection des lanceurs d'alerte.

Les médecins qui incluent des malades dans l'essai sont stimulés par de nombreux avantages déjà signalés : bénéfices financiers directs (en moyenne 1 000 à 3 000 dollars par malade inclus), renommée (rédaction de l'article futur qui servira leur carrière), invitation à de prestigieux congrès tous frais payés.

Pour s'assurer l'accord des malades, on leur certifie qu'une fois entrés dans l'essai, ils bénéficieront d'un traitement plus efficace (fondé sur le médicament nouveau s'ils tombent dans le groupe adéquat). Le plus souvent, ils ignorent qu'il s'agit d'un essai. D'autant plus que la moitié des malades ne reçoit le plus souvent qu'un placebo (médicament théoriquement non actif) afin de prouver plus facilement l'efficacité du nouveau médicament. Dans d'autres cas, le groupe qui ne reçoit pas le médicament nouveau testé reçoit une molécule ancienne efficace dans la pathologie donnée (c'est d'ailleurs ce type d'essai qui devrait être privilégié).

Mieux suivis ? Oui, mais pas plus de chances de guérison

Pour preuve de la manipulation des patients, on peut lire les sites des grands centres anticancéreux : « Vous avez beaucoup plus de chances de guérir si vous acceptez d'entrer dans un essai. » Ce qui est habituellement faux. Il y est précisé que « vous serez mieux suivi ». Ce qui est vrai, mais choquant ! Toutes les données de l'étude doivent être correctement colligées, et le médecin faire preuve de sérieux auprès de son responsable afin d'être « un bon chercheur ». Cela va jusqu'à privilégier les patients sous essai : d'après des patients qui en ont fait l'expérience dans un grand centre anticancéreux parisien, les chambres « stériles » conçues et réservées pour les patients en « aplasie »[262] sont de fait données aux malades sous essai thérapeutique, tandis que les malades hors essai, même en aplasie, sont installés dans des chambres banales. Qu'en est-il de l'éthique de cette attitude ?

Le caractère secret des essais permet toutes les manipulations. Les méthodes statistiques habituelles demandent qu'on conclue au risque 5 %, c'est-à-dire qu'on n'accepte pas plus de 5 % de risque de déclarer efficace un produit qui ne l'est pas. Pour affirmer l'efficacité d'un produit alors qu'il ne l'est pas, il suffit de réaliser en moyenne 20 essais pour en obtenir 1 qui conclue (à tort) que le produit est actif. Ce seul essai peut ensuite être publié légalement.

Sans trop multiplier les essais, les statisticiens font des analyses en sous-groupes. Ainsi, si l'essai conclut à l'absence d'efficacité sur l'ensemble du groupe, des tests statistiques sont réalisés sur des groupes de jeunes, de vieux, de femmes, d'hommes, de gros, de grands, etc. En multipliant les tests, les chercheurs finissent par trouver un sous-groupe dans lequel les calculs montreront une activité qu'on saura alors mettre en exergue. C'est le miracle des statistiques détournées de leur caractère scientifique. Les calculs sont justes mais la

262. En phase d'absence de globules blancs, détruits par la chimiothérapie, et présentant des risques élevés d'infection.

logique de l'essai, construite sur une population différente du rationnel initial, est abandonnée et les interprétations faussées. Le médecin « moyen » ne peut s'en apercevoir, ignorant pour la plupart des bases de la statistique.

De même, pour affirmer l'innocuité d'un produit dangereux, il suffit de ne pas publier les essais qui font apparaître des complications toxiques. La législation mondiale actuelle est la suivante : le laboratoire est propriétaire de son essai et libre de ne pas le publier. Cette situation légale parfaitement incompréhensible est à la source de tous les grands scandales ; d'autant que si un lanceur d'alerte informe le public, il rompt son contrat avec son employeur et perd en justice. Tous les chercheurs ne sont pas des héros !

Ainsi, pour ne pas retarder le dossier d'AMM (car chaque jour perdu représente des centaines de milliers de dollars) par de nouveaux essais, on peut éluder des données essentielles, ajouter des effets bénéfiques dépistés sur des sous-groupes, retirer des malades qui ont souffert de complications dans le groupe traité ou donner une fausse explication aux effets nocifs observés (exemple du Vioxx : le produit testé en face du Vioxx se serait brusquement découvert protecteur cardiaque !)

Amélioration proposée dans le domaine des essais thérapeutiques destinés au dossier d'AMM

Propriété des essais et des données scientifiques

Les essais destinés à une demande d'AMM ne doivent plus être la propriété exclusive des industriels mais bénéficier d'un régime de copropriété industriel/malades inclus dans l'essai / leurs associations / les Agences du médicament / la Sécurité sociale.

Les malades qui y participent sont propriétaires légitimes puisqu'ils apportent leur contribution corporelle et psychologique à l'essai. L'État et la Sécurité sociale aussi : l'État sera amené à accepter ou refuser le médicament, et la Sécurité sociale à le rembourser ou pas.

Ce régime particulier des essais thérapeutiques sera systématique et obligatoire (législation nécessaire) pour tous les essais pouvant participer à un dossier d'AMM et, si possible, en particulier pour ceux qui débouchent sur la commercialisation de tests biologiques ou de dispositifs médicaux.

Information des patients rentrant dans un essai

Comme le prévoit la loi Huriet de 1988, les patients doivent être informés de façon précise et dans des termes compréhensibles. Les formulaires de consentement s'améliorent au fil des années, surtout depuis la loi Kouchner (2002) sur les droits des patients ; mais ils restent encore très insuffisants. Le document doit préciser si l'essai est destiné à un dossier d'AMM, rétribué ou conçu par un laboratoire ou une fondation créée par l'industrie du médicament, ou s'il s'agit de recherche scientifique pure, sans conséquence financière pour aucun des auteurs.

Lorsque l'essai est financé par un laboratoire, le malade doit le savoir avant de donner son consentement (cette condition a été stipulée par l'Association médicale mondiale sur l'éthique des essais chez l'homme mais n'a jamais été transposée dans nos lois).

La rémunération du médecin incluant des patients dans l'essai doit figurer dans la demande de consentement soumise au malade. Il paraît sain qu'un malade sache qu'un médecin touche 300 ou 3 000 euros par le simple fait de l'inclure dans cet essai.

Transparence des essais

L'authenticité d'un essai thérapeutique destiné à une demande d'AMM ne doit plus pouvoir être mise en doute. Celui-ci doit être déclaré d'emblée comme tel et certifié par un enregistrement annuel auprès des agences du médicament sur le modèle du dépôt des comptes d'une société commerciale, avec au minimum le nombre de malades inclus (âge, sexe et caractéristiques principales obligatoirement fournis).

L'authenticité doit être vérifiée par des tiers. Il paraît nécessaire que, chaque année, soit adressé à un organisme de contrôle indépendant le nombre de patients inclus, le tout anonymement. Ceci permettrait d'éviter que des patients présentant des complications disparaissent ultérieurement des statistiques. Toute exclusion de malade d'un essai devrait faire l'objet d'une déclaration précisant les motifs de l'exclusion. Une loi nouvelle doit imposer la déclaration préalable de tous les essais en cours sans exclusion.

Un bémol a été mis aux États-Unis puis dans le monde il y a quelques années : on a imposé aux investigateurs d'inscrire les essais sur un site institutionnel, afin qu'ils ne puissent plus être « cachés ». De fait, même si des noms d'essais sont inscrits sur le site de l'Afssaps ou de l'Institut du cancer, il est impossible pour la plupart d'entre eux d'en connaître le détail du protocole utilisé (dose du médicament testé et du médicament référence, etc.). Aucune transparence réelle n'est actuellement effective en France. Aux États-Unis, les essais en cours sur le site du NCI[263] sont en revanche détaillés et permettent parfois, lorsque l'essai est commun, de savoir ce que les Français reçoivent !

263. National Cancer Institute.

Selon plusieurs macroanalyses, seulement 5 à 50 % (soit moins de la moitié) des essais cliniques portant sur des substances autorisées ont été publiés. Fait patent depuis longtemps : le rapport de 2002 de l'IGAS[264] concernant les essais thérapeutiques chez l'enfant déplorait déjà cet état, soulignant qu'il mettait en danger les malades.

Le rapport de 2009 insiste sur l'absence de fiabilité des essais qui conditionnent les AMM et les traitements, en raison des énormes conflits d'intérêts entre, généralement, des experts hospitalo-universitaires : « Cette expertise va conduire à l'organisation des partenariats à long terme entre les laboratoires pharmaceutiques et les médecins qui peuvent introduire des conflits d'intérêts. Les médecins sont à la fois acteurs des essais cliniques et intéressés à leur mise en œuvre et aux résultats. Ces conflits d'intérêts ont des conséquences potentiellement graves :

– au niveau collectif sur la validité scientifique de l'essai (méthodologie et fiabilité des données) lequel est à la base de l'appréciation du service médical rendu qui conditionne la mise sur le marché et l'identification des indications ;

– au niveau individuel sur la sécurité des patients qui participent à l'essai mais aussi sur le respect des principes éthiques qui doivent l'encadrer. »[265]

Responsabilité des examinateurs statisticiens

Le fait de manipuler les données (essai Vioxx pour l'essai Vigor par exemple) doit constituer une infraction pénale (mise en danger de la vie d'autrui) et entraîner une enquête

264. Rapport n° 2003-126, octobre 2003.
265. Janvier 2009, Rapport IGAS sur la rémunération des médecins et chirurgiens hospitaliers.

et une mise en examen systématiques, ainsi que la saisine du Conseil de l'Ordre pour les médecins.

Pour un laboratoire, le fait de cacher ou de falsifier des données pouvant mettre en danger la vie des patients doit faire l'objet d'une incrimination pénale aggravée, car le nombre potentiel de victimes est considérable (plus de 160 000 pour le Vioxx aux États-Unis).

Les structures de contrôle

« L'Afssaps est une usine à gaz »[266] : elle s'est montrée inefficace malgré le dévouement de ses employés, qui crient aujourd'hui au lynchage. Les multiples critiques de ce début d'année 2011, le silence des journaux suivi du déchaînement médiatique ne m'incite pas à joindre ma voix à celle des loups qui passeront vite à autre chose.

Les faits

L'agence se révèle régulièrement incapable d'éviter les drames. Claude Le Pen déclare : « Les experts se laissent rouler dans la farine, car tout est trop compliqué. L'Afssaps est une usine à gaz. Les procédures comptent parmi les plus lourdes au monde. On assiste à une surenchère méthodologique. Les scientifiques perdent du temps à chercher des preuves définitives. Pour le Mediator, on ne se souciait plus de savoir s'il tuait mais de savoir si l'étude d'Irène Frachon était bonne [...] On pourrait en partie résoudre le problème si l'Afssaps

---

266. Claude Le Pen, professeur d'économie titulaire de la chaire santé de Dauphine.

acceptait de prendre des décisions provisoires tout en s'assurant de ne pas "*tuer*" le produit si la décision est levée. »[267]

Elle ne peut remplir indépendamment sa mission car elle est structurellement liée à l'industrie de par son financement et son fonctionnement (experts). Une refonte globale est nécessaire et les propositions vont bon train. Le renouvellement en cours de ses responsables mais aussi de l'ensemble du personnel[268] doit être poursuivi afin que les « mauvaises habitudes » de fonctionnement ne perdurent pas et que la bureaucratie ne l'emporte pas sur les arrivants ayant soif de réforme.

Le financement

Actuellement, sur un budget de 109 millions d'euros (en 2009), 80 % proviennent de l'industrie. Il s'agit pour l'essentiel de taxes sur le chiffre d'affaires des laboratoires pharmaceutiques et de redevances versées par les firmes qui déposent un dossier d'AMM. Ce financement fait l'objet chaque année d'un vote du Parlement dans la loi de finances.

Pour F. Bartoli[269], « ces sommes versées par les laboratoires sont en fait des impôts qui ne créent aucun lien de subordination avec l'industrie. Le fait de faire payer des frais de dossier n'a aucune influence sur nos décisions sur les AMM »[270]. Didier Tabuteau, créateur de l'Afssaps (qui a vu le jour en 1998), souhaite que 50 % du budget de l'Agence soit assuré par des fonds publics.

267. *Le Figaro*, février 2011.

268. Qui peut être facilement réparti dans d'autres administrations.

269. Ancienne directrice adjointe de l'Afssaps.

270. « L'Afssaps, une agence en pleine tourmente », *La Croix*, 9 janvier 2011.

Les décisions impénétrables de l'Afssaps doivent cesser

Les décisions de l'Afssaps s'apparentent à des décisions de justice. Elles sont prises en vue de protéger le peuple français. Elles doivent donc être motivées, transparentes, rendues par des responsables identifiés, systématiquement publiées et prises après examen contradictoire de données publiées.

L'Agence donne ou refuse (très rarement) l'AMM à partir des études présentées par le laboratoire, sans accès direct aux données ni vérification de leur authenticité. Sur ces études, elle décide également du « service médical rendu » (SMR) et de l'« amélioration du service médical rendu » (ASMR), qui servent à fixer le prix de commercialisation du médicament et déterminer le taux de remboursement par la Sécurité sociale. Les décisions sont connues, ce qui n'est pas le cas (ou de façon exceptionnelle) des attendus de décisions et des positions des différents membres des commissions.

Lors du scandale du Vioxx évoqué plus haut, un rapport de la Commission des affaires sociales de 2004 concluait à la nécessité de pouvoir identifier la responsabilité personnelle des experts, notamment lorsqu'une expertise a conclu à un risque nul ou faible alors même que des essais ont fourni des éléments contraires.

Pourtant, en janvier 2011, après une enquête approfondie sur le Mediator, les inspecteurs de l'IGAS ont été incapables de déterminer qui avait pris les décisions anormales. Les « experts » de l'Afssaps ont tous de forts liens d'intérêts financiers avec les laboratoires. Ils s'en glorifient parfois, en prétendant que « c'est leur indiscutable compétence qui constitue la seule motivation des firmes et qu'un médecin qui ne serait pas honoré par l'industrie pharmaceutique serait moins compétent ». Mais en ce qui concerne le Vioxx, la revue *Prescrire* avait donné l'alerte dès la délivrance de l'AMM ; quant au Mediator, l'alerte est venue de l'extérieur.

Les dossiers d'AMM

La transparence est indispensable. Le dossier soumis à la Commission doit être publié sur un site officiel (Afssaps ou ministère de la Santé). En seront exclus les aspects purement industriels afin de protéger le brevet mais certainement pas les données cliniques et biologiques (rendues anonymes) des malades dans l'essai. Il est nécessaire que cette information circule pour éviter qu'un essai semblable ou proche soit réalisé, risquant les mêmes complications chez d'autres malades (cette judicieuse remarque avait été formulée en 2001 dans un rapport de l'IGAS mais n'avait pas reçu d'application). Ces dossiers d'AMM doivent être accessibles à tout spécialiste indépendant (y compris la revue *Prescrire*) et aux associations de malades, afin que les doutes puissent être éventuellement levés avant l'AMM sans régime dérogatoire aux marchés publics.

Les débats doivent être intégralement publiés, les arguments scientifiques connus du public, les positions des membres précisées afin que l'on puisse ultérieurement déterminer l'éventuelle responsabilité de chacun : autre judicieuse remarque formulée dans le rapport de l'IGAS sur le Mediator.

La fixation des prix et du taux de remboursement

Le prix d'un produit dit nouveau, ayant obtenu son AMM, doit être fixé selon les prix des produits concurrents disponibles sur le marché et visibles sur le site de l'Afssaps. La clause abusive obtenue par le LEMM[271] (pas de prix inférieur à ceux pratiqués dans les pays voisins) doit être dénoncée car elle est contraire à l'intérêt national et inflationniste. Peut-être empêchera-t-on ainsi qu'un produit soit payé 3 à 10 fois plus cher que ses concurrents alors que l'avantage thérapeutique est pour le moins discutable.

Le remboursement même partiel d'un médicament est un contrat qui lie l'État et le laboratoire. Le contrat doit obligatoirement comporter une clause prévoyant le renoncement au recours juridique en cas de modification du taux de remboursement ou de décision de retrait d'AMM (menace utilisée par les laboratoires en l'absence de loi).

Les décisions d'alerte et le retrait du marché

Serait-il judicieux de prendre exemple sur les États-Unis et de séparer l'agence qui autorise la mise sur le marché de celle qui la suspend ou la retire ? Cette seconde agence regrouperait les données nationales et internationales sur les médicaments, publierait des alertes et retirerait du marché les drogues potentiellement dangereuses.

L'idée est la suivante : dissoudre l'Afssaps et créer deux agences, à la fois complémentaires et indépendantes : l'une chargée de délivrer l'AMM, de fixer les prix et les taux de remboursement, l'autre uniquement occupée à surveiller les produits sur le marché, la pharmacovigilance, le dépistage des risques et des décisions de retrait. L'idée est devenue à la mode après le scandale du Mediator. Mais étendre le système bureaucratique est-il la meilleure solution ?

---

271. Laboratoire d'étude du métabolisme des médicaments.

Dans tous les cas, l'agence responsable de la surveillance devrait disposer d'une base de données libre sur Internet, permettant à tout médecin ou tout malade de déclarer un effet estimé nocif. Cela permettrait, par recoupement, d'avoir une information beaucoup plus rapidement actualisée.

Tout avertissement à propos d'un médicament, tel que les accidents mortels survenus dans d'autres pays ayant donné lieu à un procès et une indemnisation, devrait obligatoirement entraîner la suppression d'AMM et l'interdiction de la vente du produit sur le marché français. Pourquoi le principe de précaution, pourtant récemment intégré dans notre Constitution[272], ne s'appliquerait-il pas à ces situations ?

La traçabilité des médicaments

Elle est impossible à l'heure actuelle. La provenance des viandes que nous mangeons et la traçabilité des prothèses posées par le chirurgien sont connues et détaillées. Mais ni le prescripteur, ni le pharmacien ni le malade ne savent où et par qui sont fabriqués les principes actifs comme les excipients du médicament, ni où s'effectue le conditionnement. Cela est incompréhensible et permet aux contrefaçons de se développer. Lorsque nous pratiquons la transfusion sanguine (devenue d'une transparence absolue depuis l'affaire du sang contaminé), nous ne pouvons qu'être sidérés par l'extrême opacité de la chaîne du médicament[273]. À l'heure où certains génériques n'ont pas la fiabilité du princeps[274], il serait important d'obtenir cette traçabilité permettant de trier le bon

---

272. Voir chapitre VI, le cas du Zyprexa.
273. J'ai personnellement adressé une note au ministère de la Santé en 2004, sans jamais obtenir de réponse.
274. www.ametist.org

grain de l'ivraie et, de ce fait, de réconcilier les patients avec les médicaments génériques en les informant sur ce qu'ils avalent.

Comment améliorer les défaillances graves du système de pharmacovigilance ?

La pharmacovigilance repose sur le recueil, par l'Afssaps, des informations concernant les effets indésirables, fournies par les professionnels de santé. Médecins, pharmaciens et infirmiers notifient des effets indésirables à une structure centralisée. Celle-ci analyse et publie des synthèses de ces notifications pour ensuite informer les autorités compétentes (médecins, industriels, patients). Suivant le degré de gravité et de fréquence des informations recueillies, l'Afssaps peut prendre diverses mesures, allant de la demande de modification de la notice d'un médicament à la suspension de son AMM. Les industriels sont tenus d'avoir un dispositif de pharmacovigilance concernant leurs molécules mais ils sont libres de juger l'importance d'un fait rapporté par les médecins au visiteur médical.

Aux États-Unis, les patients peuvent déclarer les effets secondaires qu'ils constatent. En France, une première expérience a été réalisée à l'occasion de la campagne de vaccination contre la grippe H1N1. Ainsi, selon F. Bartoli, « un quart des déclarations des effets indésirables observés après une vaccination contre la grippe A en France a émané des patients »[275]. C'était la première fois en France que les patients se voyaient donner à large échelle la possibilité de déclarer eux-mêmes tout événement indésirable.

275. http://apmnews.com

Une auto-déclaration des effets indésirables des antirétroviraux en France avait donné lieu à un projet pilote de six mois en 2002, mais sans suite. Entre 2006 et 2007, les notifications par les associations de patients n'avaient pas été jugées intéressantes : aucun événement indésirable « inattendu » n'avait été retenu. « Le signalement fait par un patient devra être confirmé par un professionnel de santé »[276], ce qui, le plus souvent, dissuade le patient.

Néanmoins, la législation évolue sous l'influence de l'Europe. Les textes européens[277] prévoient que professionnels de santé et patients soient encouragés à rapporter aux titulaires d'AMM ou aux autorités compétentes tous les effets indésirables, notamment ceux des drogues faisant l'objet d'une surveillance intensive. L'EMA[278] doit élaborer, en collaboration avec les États membres, des formulaires de déclarations pour la notification d'effets indésirables par les patients. La directive (articles 11 et 59) prévoit l'ajout dans les résumés et notices d'une incitation à la notification des effets indésirables par les patients. On constate que les textes nationaux se mettent en conformité[279].

---

276. Carmen Kreft-Jais, chef du département de pharmacovigilance de l'Afssaps.
277. Révision communautaire : projets de règlement 726/2004 modifié et directive 2001/83/CE amendée.
278. Agence européenne du médicament.
279. Loi no 2009-879 du 21 juillet 2009, portant sur la réforme de l'hôpital et relative aux patients, à la santé et aux territoires. Article 83 : « Les modalités d'application sont déterminées par décret en Conseil d'État en ce qui concerne : les règles applicables à la pharmacovigilance exercée sur les médicaments et sur les produits, notamment les obligations de signalement incombant aux membres des professions de santé et aux entreprises exploitant

Le personnel des agences futures

Il est essentiel d'avoir un personnel à temps plein, moins nombreux et correctement rémunéré. Le problème actuel ne concerne pas leurs compétences officielles ou leurs titres, mais les conflits d'intérêts qui peuvent exister. Les expériences d'accidents sanitaires ont clairement montré qu'il n'était pas indispensable d'être professeur d'université pour se rendre compte du danger d'un médicament, mais qu'il était en revanche indispensable de ne pas avoir de conflit d'intérêts.

La plupart des alertes ont été données par des praticiens hospitaliers non professeurs (et dont les carrières ont été depuis menacées ou freinées) et par une revue de médecins généralistes (la revue *Prescrire*). Ce personnel doit être entièrement remanié, du directeur aux secrétaires, afin que les mauvaises habitudes ne reprennent pas le dessus. Trop de ministres ont déclaré qu'ils n'avaient pas leur mot à dire dans leur propre ministère. Il est de même tout à fait anormal qu'un expert travaillant pour une agence de contrôle puisse avoir de quelconques liens financiers avec un laboratoire. Il faut choisir son camp : celui des défenseurs de la sécurité sanitaire ou celui de l'industrie. Il n'est pas raisonnable de prétendre qu'une personne venant de l'industrie pharmaceutique puisse déterminer quelle est la meilleure solution pour assurer la sécurité sanitaire, sa pratique personnelle étant déformée par ses habitudes.

---

un médicament ou un produit ainsi que les modalités de signalement d'effets indésirables effectué directement par les patients ou communiqué par les associations agréées de patients. »

Par conséquent, on doit exclure toute personne en situation de conflit d'intérêts dans les agences. Jusqu'alors les signalements de conflits n'ont quasiment rien changé, tant en France qu'à l'étranger. L'exclusion pourrait avoir une durée limitée, peut-être trois ans avant la prise de fonctions et cinq ans après. Jadis, le fonctionnaire ne pouvait pas avoir d'activité privée concurrente et le pantouflage lui était interdit.

Toutes ces réformes sont immédiatement possibles sans dépense particulière. La fermeture de l'Afssaps dans sa structure actuelle, pléthorique, dégagerait les crédits nécessaires aux nouvelles agences et ses agents seraient facilement reclassés dans des administrations ou ministères sans lien avec la santé. Quant aux médecins ou personnel soignant, ils seraient accueillis à bras ouverts dans les hôpitaux, où le manque d'effectif est criant.

La publicité pour les médicaments

En France, la publicité médicamenteuse visant directement les malades est officiellement interdite. Mais les agences de communication des industries savent orienter les émissions télévisées ou les articles concernant la santé ou la recherche médicale dans le sens qui leur est le plus favorable. De même, ils utilisent des professeurs devenant leaders d'opinion, des sociétés savantes, des associations de malades ou des fondations pour diffuser leurs messages. Ces intermédiaires dépendent des firmes qui les soutiennent mais n'affichent jamais leurs liens avec l'industrie. Le patient éventuel croit bénéficier d'une information scientifique alors qu'il n'ingurgite souvent qu'une présentation publicitaire conçue par le laboratoire.

La loi sur la transparence des activités médicales doit être rigoureusement appliquée et les médecins qui ne la respectent pas, sanctionnés par l'Ordre et la justice. Il est simple et peu coûteux de demander aux chaînes de télévision de passer en bandeau, outre les titres des invités, leurs fonctions complémentaires, comme conseiller de tel ou tel labo, etc. Mais cette loi devrait aussi s'étendre aux sociétés savantes, aux fondations et aux associations de malades, qui constituent elles aussi d'importants vecteurs de transmission de messages publicitaires implicites. « Dis-moi qui te paie et je saurai mieux qui tu es… »

Les relations entre les structures de santé

Les commissions chargées d'évaluer les médicaments devraient s'ouvrir à de nombreux agents extérieurs, tels que les associations de patients, d'autant plus que l'extraordinaire base de données informatique de la Sécurité sociale, associée à celle des hôpitaux (soumis à la tarification par l'activité, donc aux codages minutieux de chaque patient), constitue une piste de choix dans le domaine de la surveillance des médicaments[280]. Nous vivons à l'ère de Big Brother : il faut en tirer les avantages pour le patient.

280. En agissant de façon ciblée, cela permettrait de voir que les patients, qui prennent tel ou tel médicament, sont plus souvent hospitalisés que les autres pour telle ou telle maladie. C'est selon cette logique qu'Irène Frachon a prouvé la dangerosité du Mediator.

Les EXPERTS dans la société des experts

Tous les chapitres conduisent aux experts et à l'impossibilité d'éviter les conflits d'intérêts étant donné la nécessité de mélanger les fonctions pour être compétent. Qui impose ce diktat ? Ces experts ne sont que des hommes. Comment peut-on imaginer qu'ils puissent à la fois enseigner, chercher, consulter en privé et en public, courir congrès et ministères pour assurer leur réputation et la nomination de leurs élèves ou l'obtention de leur Légion d'honneur et être en même temps les « seuls » compétents pour répondre à toutes sortes d'expertises administratives ou juridiques ? Dans cette omnipotence, ils n'ont comme rivaux que les hommes politiques, qu'ils rejoignent souvent en récupérant une nouvelle casquette. Les professeurs de médecine appartiennent aux rares professions qui peuvent cumuler députation et charges antérieures (hospitalière, universitaire et tout ce qui s'y rapporte).

Quelles solutions ?

Le personnel des agences du médicament devrait être, soit du côté des firmes, dont le but est celui de toute société commerciale (à savoir bénéfices et dividendes) ; soit du côté des malades pour soigner et réaliser des études scientifiques indépendantes ; soit encore du côté de l'État, pour réguler l'action des firmes en contrôlant leurs données, en ne délivrant plus d'AMM de complaisance ou de tarifs scandaleusement élevés pour des produits au service rendu discutable, et en retirant rapidement du marché les médicaments dès qu'une alerte sérieuse est donnée.

Un expert qui aurait des liens financiers, familiaux ou amicaux avec les laboratoires devrait être exclu définitivement du système de surveillance des médicaments. De même, une personne ayant participé au contrôle ne devrait pas avoir le droit de rejoindre une entreprise du médicament avant au moins cinq ans d'inactivité.

Les experts que les laboratoires « s'arrachent » pour leurs compétences devraient se contenter de faire leur carrière dans ces mêmes labos. La sécurité, tout comme en politique, viendra du non-cumul des mandats. Il en est de même des décideurs politiques ou administratifs. Il n'est pas raisonnable de prétendre qu'une personne venant de l'industrie pharmaceutique puisse déterminer quelle est la meilleure solution pour garantir la sécurité sanitaire en investissant les postes de ministre ou de secrétaire d'État à la Santé.

Les tentatives louables de déclaration d'intérêts depuis une dizaine d'années ont été un échec total dans tous les pays du monde. Même lorsqu'elles ont été fournies sans trop d'oubli, elles n'ont pas empêché les experts de manquer d'une objectivité certaine, même inconsciemment.

Il ne devrait donc pas y avoir de déclaration de conflit d'intérêts parmi les personnes qui appartiennent aux commissions chargées de la fixation du prix, de l'AMM, ou du retrait éventuel. Il faut au contraire une exclusion totale de ces personnes, d'une durée limitée, peut-être trois ans avant la prise de fonction dans une commission et cinq ans après.

L'association Formindep a formulé des préconisations lors de son audition au Sénat : sortir de la mono-expertise hospitalo-universitaire ; diversifier les sources de l'expertise en s'ouvrant aux professionnels de la santé et des soins primaires ; garantir une majorité d'experts sans liens d'intérêts dans les commissions et groupes de travail[281].

281. Interrogé par le sénateur Autain sur le rôle du Formindep dans cette question, L. Degos, président de la HAS, finissait par reconnaître :

La protection des donneurs d'alerte

Le déclenchement d'alerte est la dénonciation par un individu témoin, dans son activité professionnelle, d'actes illicites ou dangereux et qui, par civisme, décide d'alerter les autorités ayant le pouvoir d'y mettre fin. Les Anglo-Saxons désignent ce geste par l'expression *whistleblowing*, ce qui signifie littéralement « donner un coup de sifflet », et que la CNIL[282] traduit par « dispositifs d'alerte professionnelle ».

La sécurité de la population prime sur l'intérêt de l'industrie pharmaceutique. C'est là un principe fondamental. Cela exige une application stricte du principe de précaution : un médicament susceptible d'être dangereux doit être retiré du marché à titre conservatoire. La transparence des informations sur les dangers impose la protection des donneurs d'alerte.

Un licenciement et plus de 100 morts aux États-Unis

À titre d'exemple, on peut se référer au cas du Dr Jacques Poirier, qui s'opposa à Sanofi[283] (S-A).

Le problème sanitaire concernait un produit phare de la société : une héparine de bas poids moléculaire (énoxaparine), extraite de l'intestin de porc, commercialisée sous l'appellation

« Mais je vous remercie beaucoup parce que c'est grâce à ces verges que nous nous améliorons. C'est-à-dire que, nous nous sommes améliorés immédiatement après. Non mais, c'est vrai. C'est grâce à ces moments difficiles qu'on essaie d'avancer. Voilà. »

282. Commission Nationale de l'Informatique et des Libertés.

283. Simple conflit de travail selon le député Bapt lors d'un débat en janvier 2011 sur la chaîne parlementaire. Voir aussi le récit du Dr Levieux, directeur de recherches honoraire à l'INRA : http://www.sciencescitoyennes.org/spip.php?rubrique134

Lovenox ou Clexane, et au chiffre d'affaires de plus de trois milliards d'euros annuels.

L'histoire rappelle celle de l'hormone de croissance. Une matière première en quantité insuffisante poussa Sanofi à compléter ses approvisionnements chez des fournisseurs douteux, faisant courir aux patients le risque de contracter l'agent de la maladie de Creutzfeldt-Jakob. Âgé de 59 ans en 2010, M. Poirier, lanceur d'alerte, vétérinaire et pasteurien, ancien expert national auprès de l'Agence française de sécurité sanitaire des aliments[284], fut licencié en 2003 pour avoir refusé de cautionner certaines pratiques douteuses concernant la fabrication de l'énoxaparine.

Les motifs invoqués par S-A pour licencier Jacques Poirier furent ses mises en garde répétées auprès de la société à l'égard des approvisionnements en matières premières d'origine chinoise. Or, le bien-fondé de ces multiples alertes est confirmé par les faits : en 2008, les États-Unis et l'Allemagne ont enregistré près d'une centaine de morts et plus de 800 chocs de type allergique chez des patients, suite à l'administration d'une héparine commercialisée par Baxter aux États-Unis. Les lots de fabrication de l'anticoagulant incriminé provenaient tous de Chine et contenaient une substance frelatée, ajoutée frauduleusement pour « booster » les effets de l'héparine : la chondroïtine sulfate. Quelques jours plus tard, l'Afssaps reconnaissait officiellement que 11 lots commerciaux d'énoxaparine (Lovenox de S-A) étaient eux aussi contaminés par la même substance. Ces accidents (et peut-être d'autres à venir) auraient pu être évités si Poirier avait été écouté. La fondation Sciences citoyennes le soutint totalement dans

284. Ancien directeur général de la société Aventis-Pharma, qui fut intégrée dans le groupe S-A.

sa démarche et rappela l'absolue nécessité d'une réforme de l'expertise pour éviter l'accumulation des scandales sanitaires en France[285].

Pour permettre aux donneurs d'alerte de s'exprimer, il faut les protéger des intimidations, rétorsions, diffamations, licenciements et autres manœuvres auxquelles ils sont exposés pour simplement vouloir protéger la santé publique. Toute clause d'un contrat entre un laboratoire et un médecin qui prévoirait l'interdiction de publier des accidents thérapeutiques liés à cet essai, doit être réputée illégale. Le secret ne peut pas s'appliquer à des domaines mettant en jeu la santé publique.

Déclenchement d'alerte éthique ou *whistleblowing*

Un tel dispositif a été rendu obligatoire en 2002 aux États-Unis par le Sarbanes-Oxley Act[286], suite à plusieurs scandales financiers comme celui d'Enron. Il impose aux entreprises cotées en bourse à New York, et à toutes leurs filiales, même étrangères, de mettre en place un système de déclenchement d'alerte. Certaines entreprises françaises ont donc été concernées par ricochet.

285. La fondation Sciences citoyennes travaille à la mise en œuvre d'une loi protégeant les lanceurs d'alerte qui, comme J. Poirier, paient un lourd tribut pour leur courage et leur détermination alors que leur action a pour but de protéger la population et l'environnement.
286. Loi de 2002 sur la réforme de la comptabilité des sociétés cotées et la protection des investisseurs, imposant de nouvelles règles sur la comptabilité et la transparence financière ; elle fut élaborée suite aux scandales financiers du début des années deux mille. Elle doit son nom au sénateur Paul Sarbanes et au député Mike Oxley.

La procédure est également prévue par certaines conventions internationales[287]. En Europe, l'avis du 1er février 2006[288], traitant des questions relatives à la protection des données pour la Commission européenne et au nom des États membres, montre à la fois la nécessité de tels mécanismes, mais également le besoin d'un encadrement strict. Cet avis reprend les grandes lignes de celui rendu par la CNIL un an plus tôt.

En tant que tels, ces mécanismes ne sont « ni prévus ni autorisés par le droit du travail » selon la CNIL. Cependant, un certain nombre de règles de droit français peuvent s'en rapprocher :

– l'obligation faite à tous les fonctionnaires de dénoncer les infractions dont ils ont connaissance dans le cadre de leur activité[289] ;

– les formes d'alerte prévues par le Code du travail en cas de harcèlement (article L.1152) ou en cas de discrimination (article L.1132) devant la Halde[290] ;

– les formes d'alerte prévues dans le domaine bancaire : la déclaration de soupçon, instaurée pour certains corps de métiers dont l'activité est liée au maniement de fonds dans la lutte contre le blanchiment d'argent[291] ;

---

287. Par exemple : la convention de l'Union africaine du 11 juillet 2003 (article 2, alinéa 5) ; le plan d'action pour l'Asie et le Pacifique de novembre 2001 (3e pilier) ; la convention des Nations unies contre la corruption du 31 octobre 2003 (article 33).

288. Du 1er février 2006 du Groupe de travail (article 29).

289. Article 40 du Code de procédure pénale.

290. Haute Autorité de lutte contre les discriminations et pour l'égalité, créée par la loi du 30 décembre 2004.

291. Articles L.561-1, L.562-1 à L.562-10 et L.564-1 à L.564-6 du Code monétaire et financier.

– la loi du 13 novembre 2007, sans désigner explicitement le dispositif d'alerte éthique, a instauré une protection des salariés qui dénoncent une irrégularité à leur employeur ou à la justice [292] contre les mesures de rétorsion.

Les associations de patients devraient se rapprocher des donneurs d'alerte, les soutenir et les défendre pour éviter avant tout leur licenciement et le découragement d'autres lanceurs potentiels. Prêcher seul au fond du désert sans porte-voix n'est d'aucune efficacité et surtout très difficile. L'écoute des lanceurs d'alerte éviterait bien des scandales et en médecine des morts inutiles. Les parlementaires devraient légiférer et suivre les recommandations de la fondation Sciences citoyennes. Les avocats peuvent d'ores et déjà utiliser le biais du harcèlement moral pour défendre les lanceurs d'alerte attaqués par leur hiérarchie.

La formation continue

Dans un article de 2006, le Pr Blumenthal et ses collègues ont lancé un appel pour que les centres médicaux universitaires des États-Unis mettent fin au sponsoring direct par les firmes de la formation médicale continue. Ils proposaient la création d'un fonds anonyme (*blind trust*) pour financer la formation au niveau institutionnel. D'autres, comme Peter Mansfield[293], ont demandé à ce que la formation médicale soit financée par le contribuable à travers

292. Article L.1161-1 du Code du travail.
293. Healthy Skepticism, organisation critique du marketing pharmaceutique.

des subventions soumises à concurrence. Le contrôle de ces formations repose actuellement sur l'autorégulation, et les institutions ne semblent pas concernées par le fait de garantir l'indépendance. On peut espérer que les récentes révélations et les divers scandales vont contraindre les autorités à imposer davantage d'indépendance.

Alfredo Pisacane[294] suggérait aux prestataires de FMC et aux orateurs intervenant lors des manifestations de formation continue de fournir une déclaration complète des intérêts et des liens financiers[295], afin d'interdire aux sponsors toute possibilité d'influencer le choix des orateurs et des contenus scientifiques abordés.

Voici quelques propositions du Pr Piscane :

1) « organiser des programmes de FMC fondés sur une évaluation précise des besoins, liés à la pratique et organisés en petits groupes. Les activités telles que l'audit clinique, la visite académique, l'interaction, les commentaires et les rappels » ;

2)« Définir de commun accord les objectifs de la formation »[296] ;

---

294. Directeur de l'unité de formation continue de l'université Federico de Naples.

295. Mais on a déjà souligné dans d'autres chapitres qu'une telle contrainte de déclaration ne protège pas contre les risques d'une influence invisible des firmes pharmaceutiques sur les prestataires, les orateurs et les participants.

296. Les objectifs de la FMC devraient également être adaptés à chaque catégorie de professionnels de santé. Seuls les programmes de formation dont les objectifs s'inscrivent dans le cadre fixé par la liste élaborée de commun accord devraient obtenir des crédits de développement.

3) « Évaluer les prestataires et les organisateurs » : ils ne devraient être habilités à distribuer des crédits (preuve que l'on a assisté à une formation) que si les activités de formation qu'ils organisent ciblent les objectifs essentiels convenus, et si la formation se fait en petits groupes interdisciplinaires. Il faut également évaluer leur capacité à évaluer l'impact des formations sur les pratiques des participants et sur la qualité des soins ;

4) « Les établissements de santé doivent dégager les fonds nécessaires » ;

5) « Faire appel aux nouvelles technologies » : l'apprentissage en ligne commence à se développer dans nos hôpitaux sous le nom d'« e-learning », avec disposition de ces formations sur le site Internet de l'établissement ; essentiellement destinées au personnel soignant, ces formations rencontrent un succès non négligeable. L'évaluation de cette méthode sera nécessaire et imposera l'usage interactif. La vidéoconférence intra-hospitalière est un moyen prometteur et économique, à condition d'améliorer les modalités de transmission ;

6)« Créer un fonds centralisé : au lieu de financer des programmes spécifiques de FMC ou des médecins pris individuellement, les firmes pharmaceutiques pourraient déposer leurs contributions dans un fonds centralisé. »[297] L'usage de ce fonds reste à préciser et laisse craindre de nombreuses dérives possibles et invisibles ;

7) « Une contribution financière des médecins : une contribution modique pour couvrir leur formation

297. *Blind trust* : organisme de gestion sans droit de regard géré par une institution ou un groupe d'institutions.

continue ; ces frais devraient être déductibles d'impôt, comme dans le cas d'autres professions » : cette contribution existe en France sans effets. La preuve est faite que les médecins indépendants, qui n'acceptent pas d'être achetés par l'industrie, n'incluent pas de patients dans des essais, ne prescrivent pas sous influence le dernier anticancéreux à 3 000 euros la dose, paient leurs congrès et s'en portent bien. La déclaration aux frais réels permet d'ores et déjà de diminuer relativement les coûts élevés de ces congrès (dont les frais d'inscription s'élèvent à plusieurs centaines d'euros). Cette pratique, utilisée depuis 30 ans, ne surprend que les contrôleurs des impôts peu habitués aux frais professionnels médicaux élevés[298]. Les organisateurs de congrès pourraient souvent se contenter de salles moins prestigieuses que le Palais des congrès de Paris, et louer pour des sommes relativement modiques des amphithéâtres de facultés, la Maison de la chimie ou la Bourse du travail à Paris. Cela permettrait à des médecins peu rétribués (comme les attachés des hôpitaux) de se rendre à des congrès ou conférences inabordables pour eux à l'heure actuelle.

Ces exemples de propositions pour assainir la formation continue fournissent une excellente base de discussion à ce sujet. Cependant, je ne partage pas la conclusion de l'auteur qui souhaite faire reposer cet enseignement sur la médecine dite « des preuves ».

---

298. Ceci nous a valu plusieurs contrôles fiscaux.

Danger de la médecine dite « des preuves » : nécessité de la suppression de son rôle coercitif sur les décisions médicales

Pour une médecine libérée de la corruption, il faut s'éloigner de la médecine factuelle détournée de sa fonction initiale, qui était de faciliter aux médecins l'accès à l'immense tonne de publications qui arrive chaque année sur le marché. Mais, comme il arrive souvent avec les bonnes intentions, les effets pervers ont pris le dessus.

L'EBM (Evidence Based Medicine), ou médecine fondée sur des « preuves » comme le rappelle Hannah Arendt dans *Les Origines du totalitarisme*, a été inventée sous le IIIe Reich. Notez que la version anglaise expose à toutes les erreurs de traduction liées aux faux amis : il ne s'agit bien évidemment pas de « médecine évidente ».

Elle fut fondée sur une théorie eugéniste (stérilisation des malades mentaux) et sur les théories raciales du mouvement fasciste américain. Sa résurgence date de 1980, d'abord au Canada puis aux États-Unis. À l'origine, elle aurait eu comme but de simplifier l'enseignement de la médecine devenu trop complexe.

L'EBM est une méthode binaire, dogmatique et sous-développée. Elle donne lieu, en trois ans, à des référentiels applicables à la lettre, qui deviennent bientôt des recommandations. C'est un véritable fléau dont il faudra stopper l'expansion.

Naissance de la nouvelle EBM

Ressuscitée dans l'université privée baptiste McMaster d'Hamilton à Toronto, elle fut financée par des géants pharmaceutiques (Pfizer, AstraZeneca et l'industrie du tabac).

Il s'agit d'une méthode pédagogique conçue comme une démarche explicite de recherche d'évaluation et d'utilisation des procédés pour résoudre une question clinique.

Elle fut initiée en France dans les années quatre-vingt-dix, sous forme de références médicales opposables, et repose sur quatre étapes : formulation du problème médical ; recherche, dans la littérature et les statistiques, de preuves et articles pertinents ; méta-analyse ; puis intégration des données dans un traitement formulé sous forme de référentiel et de protocole.

La médecine des preuves est la caution scientiste de la croyance du tout quantifiable, la justification apparente de toutes les restrictions à la liberté thérapeutique du médecin, qui doit passer sous les fourches caudines imposées par les autorités sanitaires désignées. Sa mise en œuvre repose sur les formatages aboutissant aux procédures et aux protocoles, recommandations opposables et sanctionnables dont l'application à la lettre se fonde sur la peur, comme l'expliquent clairement nombre de médecins généralistes : peur des procès du Conseil de l'Ordre, des sanctions financières, des contrôles de la Sécurité sociale, ou de l'opprobre de la profession qui n'apprécie que moyennement ceux qui sortent du rang. L'EBM conduit à la robotisation des médecins et à la banalisation du patient, qui devient objet et non plus sujet. On assiste à une guerre pour évacuer le meilleur de nos pratiques.

La profession médicale a là un important combat à mener, car la loi du 13 août 2004 impose la soumission à cette médecine, fondée sur la statistique avec l'aide des instances partie prenante[299], qui ont cru un temps que ces recommandations

299. Académie de médecine, Inserm, HAS, Direction générale de la santé, assurance-maladie, observatoires régionaux de la santé,

et autres protocoles permettraient de diminuer le déficit de la Sécurité sociale et de mieux prescrire. Quelle erreur ! Les limites de cette médecine sont méthodologiques, financières, culturelles, et éthiques.

Certains soins pour lesquels des « preuves » établies selon ces critères sont inexistantes peuvent être, à tort, qualifiés de « non efficaces »[300]. De même, certaines formes de dispensation d'aide, consistant essentiellement en soins palliatifs ou soins aux personnes très âgées, ne peuvent être évaluées que dans des études qualitatives de données narratives n'appartenant pas au champ de la médecine dite des preuves. En d'autres termes, elles n'existent pas.

Soumise au diktat de l'industrie pharmaceutique par le biais des conflits d'intérêts (dans le cadre des essais thérapeutiques qui conduisent à la commercialisation des médicaments), la médecine des preuves doit, sinon disparaître, du moins être redéfinie selon ce qu'elle était à l'origine, c'est-à-dire un outil bibliographique. Libre ensuite à chacun de l'utiliser à sa guise. En revanche, en faire un instrument quasi législatif de prescription est contraire à tout bon sens et à toutes bonnes pratiques.

École nationale de santé publique, universités, Société française de santé publique, directeurs d'hôpitaux et même la revue *Prescrire* pourtant indépendante mais dont les analyses reposent sur les articles et essais thérapeutiques publiés donc acceptés par les revues soutenues par l'industrie.

300. C'est le cas des traitements avérés avant l'ère de l'EBM comme celui de la tuberculose ou de l'ostéosarcome traité et guéri à plus de 80 % par le méthotrexate à haute dose selon les protocoles décrits par Rosen dans les années quatre-vingt.

Prévention des situations de conflit d'intérêts

L'identification des personnes à risque est la première étape à suivre pour les éradiquer. Les questions à se poser, à propos des personnes à risque, sont les suivantes : de quelles fonctions ou missions est-elle responsable ? Possède-t-elle des intérêts privés en lien avec ses responsabilités ? A-t-elle ou a-t-elle eu connaissance d'informations dont la divulgation l'avantagerait ?

La mise en place d'un régime d'incompatibilité tel que l'interdiction ou la limitation du cumul des mandats paraît l'élément déterminant tant en médecine qu'en politique pour limiter, voire éradiquer les conflits d'intérêts.

La mise en place d'une déclaration d'intérêts qui contiendrait le détail du patrimoine de la personne, et peut-être même celui de ses proches, ainsi que la liste de tous les autres intérêts susceptibles de créer une situation à risque, serait également pertinente.

Le Bribery Act britannique

Malheureusement, la corruption et les conflits d'intérêts ont la vie dure. Le Bribery Act of 2010 (loi anti-corruption) allait devenir la législation la plus stricte au monde en matière de lutte contre toutes les facettes de la corruption, incluant certaines formes de conflits d'intérêts, y compris en médecine.

Mais le lobbying intensif des multinationales a eu raison de ce projet de loi précurseur en Europe. L'application du Bribery Act, toute dernière loi votée sous le gouvernement travailliste, devait entrer en vigueur au mois d'avril 2011. Elle a été reportée par la coalition des conservateurs et des libéraux, ouvertement alliés à la Confédération des industriels britanniques (CBI).

Cette loi devait créer le délit de corruption active et passive criminalisée : « Offrir, promettre ou donner un avantage », mais aussi « accepter de recevoir ou recevoir un avantage ». Une nouvelle forme de délit était créée, couvrant l'incapacité d'une organisation commerciale à prévenir une corruption faite en son nom.

Les peines pour un délit relevant du Bribery Act allaient de 7 à 10 années de prison, assorties d'amendes d'un montant illimité, d'une confiscation de biens en vertu du Code pénal de 2002 (Proceeds of Crime Act 2002) et d'une rétrogradation des responsables en vertu de la réglementation déjà existante pour d'autres délits (Company Directors Disqualification Act 1986).

La juridiction aurait été quasiment illimitée, ce qui aurait permis à la Grande-Bretagne d'engager des poursuites, même à l'encontre d'individus ou de firmes ayant commis un délit dans un autre pays, mais ayant des liens avec le Royaume-Uni.

Néanmoins, selon le *Financial Times*[301], le projet de loi aurait déjà eu un certain impact. Les débats autour des propositions auraient poussé bon nombre d'entreprises à prendre des dispositions préventives : « Il y a circonstance atténuante si la firme au nom de laquelle un acte de corruption a été commis dispose d'un règlement formel interdisant ce type d'agissements. » En 2009, 43 % des entreprises britanniques possédaient des textes et procédures formelles claires sur la corruption ; on en compte 86 % en 2011.

Aux États-Unis, le False Claims Act et autres dispositifs législatifs permettent de poursuivre les laboratoires en justice,

301. 4 février 2011.

d'obtenir des informations autrement inaccessibles et de protéger les lanceurs d'alerte. Le Sunshine Act, qui devrait entrer en vigueur en 2013, contient des dispositions qui apporteront de la transparence et permettront de réprimer certains conflits d'intérêts à plusieurs niveaux du circuit du médicament.

Le projet d'amendement (The Physician Payments Sunshine Act) souhaite faire la lumière sur les liens financiers entre médecins et firmes. Plusieurs associations de médecins et de consommateurs ont lancé une pétition que chacun peut signer : Shine a Light on Drug Industry Influence, ce qui signifie « Faisons la lumière sur l'influence de l'industrie pharmaceutique ».

Conclusion

Dans son livre, *Le Cauchemar thérapeutique*[302], le journaliste Morton Mintz dénonce dès 1965 le tour de passe-passe commercial des firmes pharmaceutiques, devenu aujourd'hui la pratique courante : l'opinion veut de nouveaux médicaments ; les journalistes cherchent de nouveaux sujets sur les médicaments ; l'industrie pharmaceutique distille ses sujets souvent assortis de faits cliniques ; le patient attiré par les promesses de guérison insiste auprès de son médecin pour qu'il lui prescrive le nouveau médicament ; le médecin cède à ses instances.

J'ai voulu, dans cet ouvrage, mettre en valeur la toxicité inhérente au médicament, notion trop souvent oubliée des patients et parfois des médecins. Le plus important reste à construire, seuls des esprits ouverts, forts de leurs parcours, de leur expérience et de leur imagination, pourront ensemble repenser le système, élaborer des concepts plus ambitieux et dans un deuxième temps les proposer aux décideurs.

---

302. Mintz (Morton), *The Therapeutic Nightmare: A Report on Prescription Drugs, the Men who Make Them, and the Agency that Controls Them*, New York, Houghton Miffling, 1965.

Ce livre n'a pas pour objet d'effrayer. Il se veut exemplaire : en d'autres termes, il n'est nullement exhaustif (il faudrait plusieurs tomes), j'ai seulement voulu citer quelques exemples de dérives dans le circuit du médicament afin de provoquer une prise de conscience et d'amorcer le travail de réforme du législateur.

Il ne vise pas à sous-estimer le rôle des médicaments : ils ont sauvé et sauveront encore des millions de patients, tels les traitements de la tuberculose, du sida, des méningites bactériennes ou de nombreux cancers, etc. Je prescris moi-même avec toute mon équipe des drogues dont certaines sont dangereuses dans le cadre des tumeurs que nous essayons de guérir.

Il convient d'apprécier le bénéfice/risque à chaque fois et dans certains cas nous sommes bien obligés d'accepter, en accord avec le patient correctement informé, ces risques, même s'ils sont lourds, voire potentiellement mortels. Balance permanente, tel est notre travail.

Nous voulons ici attirer l'attention des bien portants qui ont parfois quelques troubles mineurs (qui font partie de la vie) ou quelques anomalies biologiques nécessitant une simple surveillance, les avertir de la publicité insidieuse à laquelle ils sont soumis pour avaler toutes sortes de pilules jaunes, vertes, ou roses pour soi-disant prévenir les horreurs qui pourraient leur arriver ici, maintenant, dans 10 ans ou dans 3 décennies, ou leur supprimer quelques inconvénients d'états non pathologiques comme la grossesse. Il ne faut jamais oublier le drame du Thalidomide qui a conduit à la naissance de plusieurs centaines d'enfants sans bras ni jambes ou avec des moignons parce que leurs mères ont voulu prévenir les nausées de leur grossesse. Ce drame date des années cinquante mais peut se reproduire à n'importe quel moment pour un médicament de confort ou non.

Le message que je souhaite transmettre est celui de la prudence, prendre un médicament n'est JAMAIS anodin. Tout d'abord, nous sommes tous différents et la tolérance varie d'un individu à l'autre. D'autre part, ceux qui prennent des médicaments en prennent souvent plusieurs et s'exposent à des interférences médicamenteuses. Les pharmacologues répètent à loisir qu'au-delà de trois médicaments, personne ne sait plus ce qu'il fait. Enfin et surtout, les effets délétères ne sont pas toujours immédiats et donc pas toujours dépistés par les fameux essais cliniques, et même dans l'hypothèse qu'ils aient été honnêtes, intégralement publiés et analysés. En France, la pharmacovigilance après commercialisation reste à perfectionner. Les incidents ou accidents ne sont pas toujours rapportés à leur cause (un décès brutal d'une personne âgée sera considéré comme « normal »). Seuls les médecins peuvent les signaler aux organismes chargés de ce suivi et ne le font pas toujours faute de temps (paperasserie), d'inquiétudes (seront-ils poursuivis ?), de renoncement suite à leurs précédents signalements restés sans effet, voire sans réponse. Donneur d'alerte moi-même dans le cadre des essais thérapeutiques chez l'enfant[303], j'ai l'impression de n'avoir rien apporté et de voir toujours des patients, curables par des traitements éprouvés, inclus dans des protocoles d'essais thérapeutiques européens (présentés comme « le protocole standard ») qui diminueront largement leur chance de survie. Personne ne contesta officiellement ce livre mais rien ne changea pour les patients. Le parcours du combattant d'Irène Frachon pour faire éclater la vérité sur le scandale du

303. DELÉPINE (Nicole), *Ma liberté de soigner*, Paris, Michalon, 2005.

Mediator est un autre exemple de la solitude du donneur d'alerte. Par quel miracle a-t-elle réussi…

En attendant cette réforme, c'est à la population de se protéger en suivant quelques règles simples :

1) Ne pas prendre de médicaments sans nécessité médicale absolue. Ne consommer des médicaments qu'en dernier recours pour traiter une vraie maladie. Se méfier de la notion de prévention séduisante mais utilisée largement pour donner des traitements à des millions de gens qui n'en avaient pas besoin, pour inonder un vaste marché pour le bonheur des marchands et des actions en bourse.

2) Ne pas prendre trop de médicaments en même temps : au-delà de cinq, leurs interactions sont imprévisibles et des toxicités inattendues possibles. Au-dessus de trois, la prudence s'impose.

3) Toujours préférer les médicaments déjà éprouvés (leurs effets et leurs complications sont généralement mieux connus) aux médicaments récents, plus chers et qui, pour cette raison, bénéficient de campagnes de promotion sans limites visant à amplifier leurs effets favorables et dissimuler leurs complications. Le plus prudent serait de s'abstenir de prendre des médicaments commercialisés depuis moins de cinq ans.

4) Ne jamais interrompre brutalement un traitement. Il est recommandé de toujours en parler au préalable avec votre médecin.

5) Ne pas consulter simultanément plusieurs médecins, même de spécialités différentes, et appliquer leurs ordonnances respectives sans les confronter. Votre médecin généraliste doit pouvoir être au courant de l'ensemble des médicaments qui vous sont prescrits et évaluer la possibilité de les additionner ou non, assurant ainsi la coordination des traitements.

6) Toujours avoir sur vous la liste des médicaments que vous ingérez, ou que vous avez pris récemment. Le carnet de santé devait avoir cette fonction et la carte vitale devrait pouvoir être utilisée à ces fins rapidement. Cela servira au médecin que vous consulterez mais aussi, en cas d'accident, à l'hôpital qui vous prendra en charge. Avec cette liste, noter également toute allergie médicamenteuse à laquelle vous avez déjà été confronté.

7) À la prise d'un nouveau médicament, discuter avec le prescripteur des effets bénéfiques et secondaires attendus et des objectifs précis dans votre cas particulier. Respecter scrupuleusement le mode d'emploi, la durée, la surveillance prescrite. Lire attentivement la notice qui accompagne le médicament pour savoir repérer les effets indésirables, et penser aux interactions que vous n'auriez pas soumises à votre médecin. Si vous ressentez de nouveaux symptômes, l'appeler rapidement.

Ne pas hésiter à consulter d'autres sources, et en cas de doute, en rediscuter avec votre référent, sans considérer les autres informations comme vraies, sous prétexte qu'elles sont disponibles.

8) Si des examens complémentaires sont prescrits, les pratiquer dans les délais imposés. Ils permettent souvent de détecter une intolérance avant les signes cliniques.

9) Ne pas considérer qu'il existe des « petits médicaments » de confort : pilule pour perdre quelques kilos pour aller à la plage, éviter les nausées ou les régurgitations des bébés (souvenons-nous des nombreuses morts subites du Prépulsid décrites aux USA)[304].

---

304. Il vient seulement en février 2011 d'être interdit en France : effet Mediator ?

Enfin, il ne faut pas vouloir résoudre toutes les difficultés et malheurs de la vie par des médicaments : la souffrance du deuil est normale, il faut laisser agir le temps et pleurer à loisir, écouter les chants de Glück, parler, se faire aider par un psychologue ou un psychiatre si besoin. L'agitation des enfants est normale, plus ou moins intense. Il vaut mieux leur faire faire 10 fois le tour du bloc, les faire taper dans un ballon ou creuser un trou profond si on a un jardin que de leur donner une camisole chimique qui crée une dépendance et les transforme en malades à vie.

Les médicaments ont une place, ils ne résument pas la vie. Le docteur vise à remplacer le curé, la grand-mère, la vieille tante, le voisin, les amis, l'instituteur, car personne n'a plus le temps. Au moins ces derniers n'avaient pas toutes ces drogues dangereuses à disposition.

Je souhaiterais également que ce livre ne pousse pas un certain nombre de patients qui se reconnaîtront peut-être dans des prescriptions abusives, voire dangereuses, à se précipiter chez le juge. Le XXe siècle a été celui du « tout-médicament ». Le XXIe commence à ressembler à celui du « tout-plainte ». D'où en partie la noyade de notre justice qui devrait tout régler : de la chamaille avec le voisin (dans les années quatre-vingt-dix on prenait un calmant !) à la récidive des criminels. Les patients doivent entendre à quel point cette tendance de la médecine à se judiciariser va entraîner un basculement des rapports médecin-patient au détriment de la valeur des soins.

Le médecin commence déjà à avoir tendance à se protéger et choisit l'indication thérapeutique la moins risquée (pour le médecin), par exemple l'application robotisée pour ne pas dire lobotomisée de la « médecine factuelle » dite des preuves, c'est-à-dire des recommandations édictées par la Haute Autorité de Santé pour les patients en général et non pour votre cas particulier. Aux USA, on n'opère plus qu'exceptionnellement une tumeur cérébrale : si le malade mourait suite à l'opération, le chirurgien serait condamné à tous les coups, si le patient meurt de sa tumeur, rien à dire, sauf perte de chance peut-être : difficile à prouver et encore plus à plaider.

10) Il faut repenser la chaîne du médicament, dissoudre les agences et autres commissions qui ont fait la preuve de leur inefficacité, repartir avec du personnel neuf dont aucun n'aura participé aux anciennes instances. Les associations de patients, au lieu de multiplier les procédures qui vont s'enterrer comme les précédentes[305] ou ne donneront lieu qu'à des indemnisations sans changer la donne, devraient s'investir lourdement dans la création d'une nouvelle chaîne du médicament et verrouiller à tous les niveaux les risques de corruption de façon pérenne.

L'efficacité de cette nouvelle organisation du circuit du médicament dépendra de toute la chaîne de notre démocratie : une volonté politique de fer, une volonté administrative retrouvée, une volonté de chaque acteur de la chaîne de respecter les règles et de dépister les dérives même cachées, une volonté de chaque citoyen de ne rien laisser au hasard, de ne pas faire confiance aveuglément à son médecin, lui-même trop confiant en son délégué médical, lui-même confiant en son chef de labo, etc. Les différentes

305. Relire le beau livre de cette malheureuse maman, Mme Jeanne Goerrian : *Ils ont tué mon fils deux fois. Le scandale de l'hormone de croissance*, Paris, Bourin Éditeur, 2008. Et réfléchir à la durée de la procédure, pour combien de morts ? Au jugement final et au peu de bruit médiatique. À toutes ces victimes oubliées.

corporations devront oublier leurs intérêts immédiats, telle la sauvegarde de l'emploi dans un labo voyou par exemple. Les donneurs d'alerte devraient être écoutés, protégés, au lieu d'être massacrés, vilipendés, licenciés, menacés. C'est au prix d'une volonté collective, d'une démocratie vivante et pas seulement formelle, que l'on pourra progressivement remonter la pente et sortir de la médicalisation à outrance de nos vies, trouver de nouvelles voies de recherche et de traitement comme l'affirme Laurent Schwartz[306], et de surcroît, sauver notre système de Sécurité sociale conçu pour soigner les gens et non pour subventionner les laboratoires. Sortir de la corruption psychologique et financière dépend de notre vigilance à tous. Seul un puissant mouvement d'opinion visant à instaurer une démocratie sanitaire pourra convaincre nos dirigeants politiques de la réaliser. En son absence, de nouvelles catastrophes médicamenteuses sont prévisibles.

20 avril 2011

306. SCHWARTZ (Laurent), *Le principe de vie : le cancer peut être guéri*, éditions de la Martinière, 2007.

Liste des abréviations

AAAVM : Association Aide Aux Victimes Accidents de Médicaments.

AAPS : American Association of Pharmaceutical Scientists (Association des médecins et des chirurgiens américains).

AFSSAPS : Agence Française de Sécurité Sanitaire des Produits de Santé.

AMM : Autorisation de Mise sur le Marché : autorisation nationale ou européenne délivrée à un titulaire responsable de la commercialisation après évaluation de la qualité, de la sécurité et de l'efficacité d'une spécialité pharmaceutique. Ce document officiel est constitué d'une décision et d'annexes dont le RCP, la notice et l'étiquetage. (Art. L.5121-8 du Code de la santé publique). Une AMM est déclarée active quand elle a été octroyée par les autorités compétentes (Afssaps ou Commission européenne) et quand elle n'est ni suspendue, ni retirée, ni abrogée. Une spécialité pharmaceutique ayant une AMM active peut être commercialisée ou pas.

APA : American Psychiatric Association.

APHP : Assistance Publique – Hôpitaux de Paris.

APM : Agence de Presse Médicale.

ARCOL : Comité de coordination de la recherche sur le cholestérol et l'athérosclérose.

ASCO : American Society of Clinical Oncology.

ASMR : Amélioration du Service Médical Rendu.

ATU : Autorisation Temporaire d'Utilisation. Procédure habituellement utilisée pour les nouveaux médicaments n'ayant pas encore d'AMM.

AVIESAN : Alliance nationale pour les sciences de la vie et de la santé, créée en avril 2010.

AVIM : Association d'aide aux VIctimes du Mediator® et de l'Isoméride®.

BMJ : *British Medical Journal* ; revue médicale britannique existant depuis 1840, l'une des revues de médecine générale les plus lues dans le monde.

CEPS : Comité Économique des Produits de Santé.

CNAM : Caisse Nationale d'Assurance-Maladie.

CPMP : Committee for Proprietary Medicinal Products (Comité scientifique de l'Agence européenne de l'évaluation des médicaments).

CRP : protéine C réactive.

CTOS : Connective Tissue Oncologic Society (Association américaine des tumeurs des os et parties molles).

DCI : Dénomination Commune Internationale, soit le nom de la molécule contenue dans le médicament.

DGCCRF : Direction Générale de la Concurrence, de la Consommation et de la Répression des Fraudes.

DMLA : Dégénérescence Maculaire Liée à l'Âge.

DSM : Diagnostic Medical Systems.

DSM : Diagnostic and Statistical Manual of Mental Disorders.

EBM : Evidence Based Medicine.

EFSA : European Food Safety Authority (Autorité européenne de sécurité des aliments).

EMEA : European Medicines Evaluation Agency (Agence européenne du médicament).

FDA : Food and Drug Administration ; Agence fédérale américaine des aliments et médicaments qui a le pouvoir d'en autoriser la commercialisation, elle fut créée par Roosevelt en 1906 avec de nombreuses modifications successives.

FTC : Federal Trade Commission (Commission fédérale pour le commerce).

GACVS : Global Advisory Committee on Vaccine Safety (Comité consultatif mondial de la sécurité vaccinale).

HALDE : Haute Autorité de Lutte contre les Discriminations et pour l'Égalité.

HAS : Haute Autorité de la santé.

IGAS : Inspection Générale des Affaires Sociales, qui est le service interministériel de contrôle, d'audit et d'évaluation des politiques sociales.

INSERM : Institut National de la Santé et de la Recherche Médicale.

IPPHS : International Primary Pulmonary Hypertension Study.

JAMA : *Journal of the American Medical Association.*

LEMM : Laboratoire d'Étude du Métabolisme des Médicaments.

LEMP : Leuco-Encéphalopathie Multifocale Progressive.

NCI : National Cancer Institute.

NEJM : *New England Journal of Medicine.*

NIH : National Institutes of Health.

OFSP : Office Fédéral de la Santé Publique (en Suisse).

RMO : Références Médicales Opposables.

SMR : Service Médical Rendu par le médicament.

SMRI : Service Médical Rendu Insuffisant.

T2A : Tarification à l'Activité.

TI : Transparency International ; il s'agit d'une ONG qui vise à étudier et à rapporter les cas de corruption.

TFR : Tarif Forfaitaire de Responsabilité.

UICC : Union for International Cancer Control ; fondée en 1933, elle est la plus grande organisation mondiale de lutte contre le cancer, avec plus de 400 organisations présentes dans 120 pays.

VAERS : Vaccine Adverse Event Reporting System. C'est un registre de déclaration des effets indésirables secondaires aux vaccins.

VEGF : facteur de croissance de l'endothélium vasculaire.

VRS : Virus Respiratoire Syncytial.

Bibliographie

Livres

Angell (Marcia), *La Vérité sur les compagnies pharmaceutiques, comment elles nous trompent et comment les contrecarrer*, traduit de l'anglais par Philippe Even, Montebello, Le Mieux-être, 2005, épuisé.

Aschieri (André) et Lenglet (Roger), *Silence on intoxique. Face aux lobbies, la longue bataille pour sauver notre santé*, Paris, La Découverte, 2005.

Blech (Jörg), *Les Inventeurs de maladies. Manœuvres et manipulations de l'industrie pharmaceutique*, Paris, Actes Sud, coll. « Babel », 2008.

Chetley (Andrew), *Médicaments à problèmes*, Paris, ReMed, (Réseau médicaments et développement), 2000.

Chomsky (Noam) et Herman (Edward), *La Fabrication du consentement. De la propagande médiatique en démocratie*, Marseille, Agone, coll. « Contre-feux », 2008.

Delépine (Nicole), *Neuf petits lits au fond du couloir*, Paris, Michalon, 2000 ; *Ma liberté de soigner*, Paris, Michalon, 2006.

Fleurentin (Jacques), Pelt (Jean-Marie), Mazars (Guy), *Des sources du savoir aux médicaments du futur*, (actes du IVe Congrès européen d'ethnopharmacologie), Paris, IRD, 2002.

Foucras (Lucienne), *Le Dossier noir du vaccin contre l'hépatite B*, Paris, Éditions du Rocher, coll. « Documents », 2004.

Franzen (Jonathan), *Les Corrections*, traduit de l'anglais par Rémy Lambrechts, Paris, Éditions de l'Olivier, 2002.

Georget (Michel), *Vaccinations : les vérités indésirables*, Escalquens, Dangles, coll. « Médicale et paramédicale », 2000.

Giacometti (Éric), *La Santé publique en otage, les scandales du vaccin contre l'hépatite B*, Paris, Albin Michel, coll. « Documents », 2001.

Goerrian (Jeanne), *Ils ont tué mon fils deux fois. Le scandale de l'hormone de croissance*, Paris, Bourin Éditeur, 2008.

Kraepelin (Emil), *Lectures on Clinical Psychiatry*, New York, William Wood & Co., 1904.

Lacombe (Pierre) et Dufour (Loïc), Enfants cobayes, cancer de l'enfant. Enquête sur les dérives d'un système, Paris, Michalon, 2002.

LANE (Christopher), *Comment la psychiatrie et l'industrie pharmaceutique ont médicalisé nos émotions*, traduit de l'anglais par François Boisivon, Paris, Flammarion, coll. « La Bibliothèque du savoir », 2009.

LE CARRÉ (John), *La Constance du jardinier*, traduit de l'anglais par Mimi Perrin, Paris, Éditions du Seuil, 2001.

LORGERIL (Michel de), *Dites à votre médecin que votre cholestérol est innocent, il vous soignera sans médicaments*, Vergèze, Thierry Souccar Éditions, 2007 ; *Cholestérol, mensonges et propagande*, Vergèze, Thierry Souccar Éditions, 2008.

MAHÉ (Véronique), DARRIEUSSECQ (Marie), (préface de), *Distilbène : des mots sur un scandale*, Paris, Albin Michel, 2010.

MENANT (Marc), *La médecine nous tue*, Paris, Éditions du Rocher, 2008.

MINTZ (Morton), *The Therapeutic Nightmare: A Report on Prescription Drugs, the Men who Make Them, and the Agency that Controls Them*, New York, Houghton Miffling, 1965.

ROMAINS (Jules), *Knock ou le Triomphe de la médecine*, Paris, Gallimard, 1923.

SAINT-ONGE (Jean-Claude), *Les Dérives de l'industrie de la santé*, Montréal, Écosociété, 2007.

SCHWARTZ (Laurent), le principe de vie : le cancer peut être guéri, Éditions de la Martinière, 2007.

SHAH (Sonia), LE CARRÉ (John), (préface de), traduit de l'anglais par Pierre Saint-Jean, *Cobayes humains. Le grand secret des essais pharmaceutiques*, Paris, Demopolis, 2007.

SIMON (Sylvie), *Les Dix Plus Gros Mensonges sur les vaccins*, Escalquens, Dangles, 2005 ; *Ce qu'on nous cache sur les vaccins*, Paris, Delville, 2006.

SMITH (Mickey Charles), *A Social History of the Minor Tranquilizers: the Quest for Small Comfort in the Age of Anxiety*, (Histoire sociale des anxiolitiques), New York, Pharmaceutical Products Press, 1991.

STRAND (Ray), *Mort sur ordonnance*, Gatineau, Les Éditions du Trésor caché, 2007.

VICAN (Pierre), *Nos enfants, cobayes de la psychiatrie ? Enquête sur la médicalisation des problèmes de l'enfance*, Paris, Anagramme, 2006.

Articles

BRENOT (F.) *et al.*, « Primary pulmonary hypertension and fenfluramine », *British Heart Journal*, n° 70, 1993, pp. 537-541.

DOUGLAS (J.G.) *et al.*, « Pulmonary hypertension and fenfluramine », *British Medical Journal*, n° 283, 1981, pp. 881-883.

RIBERA (Josefa Rafel) *et al.*, « Valvular heart disease associated with benfluorex », *Revista Española de Cardiología*, n° 56, 2003, pp. 215-216.

« Progressive multifocal leuko-encephalopathy after Rituximab therapy in HIV-negative patients: A report of 57 cases from the research on adverse drug events and reports project », *Blood*, 2009, 14 mai.

Journal *of* Pediatric Hematology/Oncology, n° 25, 2003, pp. 635-636.

Arthritis & Rheumatism, août 2010.

The Medical Letter on Drugs and Therapeutics, vol. XXXII, n° 4.

Giornale per la Protezione della Salute, n° 6, mars 1998.

American Journal of Obstetrics and Gynecology.

British Medical Journal.

Nature.

Revue PLoS Currents Influenza.

The Lancet.

Wall Street Journal.

Remerciements

Je tiens à remercier le Pr J.-C. Desbois, qui, pendant 29 ans, a transmis à notre service – au-delà de son enseignement – son indépendance, son humanité et son âme qui perdurent. Merci au Pr G. Mathé, cancérologue inventeur de la greffe de moelle, qui a su nous transmettre son enthousiasme à soigner et lutter contre le cancer. Au Dr G. Delépine, orthopédiste talentueux et inventif pionnier de la chirurgie conservatrice des membres, qui m'a poussée à écrire ce livre et a largement participé à son élaboration. À mes collègues, fidèles depuis plusieurs décennies ; à M. Borand, notre assistant social, et à tous nos collaborateurs, personnel soignant et administratif, qui ont permis à notre petite équipe de vivre et de survivre dans un système où le patient n'est plus toujours au centre des préoccupations : les docteurs Salwa Akhallaf, Hélène Cornille, Barbara Markowska, Azzedine Tabbi, Zahia Lankri, Emile Fallouh, etc. Aux associations Ametist et Regarde la Vie qui ne ménagent pas leurs efforts afin que survive un îlot de médecine humaine, individualisée, indépendante et créatrice. À tous ceux qui officieusement ou officiellement nous ont soutenus, professeurs, médecins, politiques dont J.-C. Lagarde, militants, syndicalistes... Parmi eux, une mention spéciale au Pr G. Rosen, célèbre cancérologue au Pr G. Lazareff, neurochirurgien de Los Angeles, qui savent toujours nous remotiver dans notre combat contre le cancer. Merci au Dr L. Schwartz, oncologue précurseur qui accepte de rejoindre l'équipe pour en assurer sa pérennité et développer de nouvelles voies de réflexion pour la compréhension du cancer et la prise en charge individualisée des malades.

Enfin, je tiens à remercier Yves Michalon et ses collaborateurs, Sophie Mairot et Julie Daniel, pour toute l'attention qu'ils ont portée à mon ouvrage.

Merci à tous les donneurs d'alerte, qu'ils ne perdent pas courage !

Table des matières

Achevé d'imprimer par l'imprimerie Corlet Numérique
à Condé-sur-Noireau en novembre 2017

Composition et mise en pages S.I.R.
Imprimé en France
Dépôt légal : mai 2011
N° d'édition : 569
N° d'impression : 142907